Peter Kreinberg

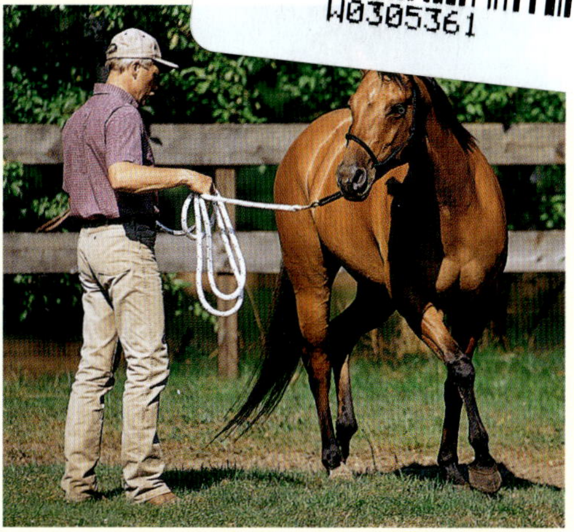

Peter Kreinbergs Bodenschule

The Gentle Touch –
Übungen für mehr Gelassenheit

KOSMOS

Inhalt

Basics der The Gentle Touch-Methode

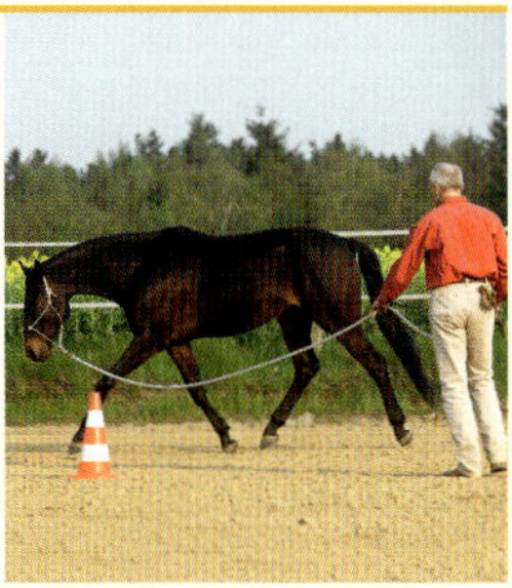

Führtraining am kurzen Führseil

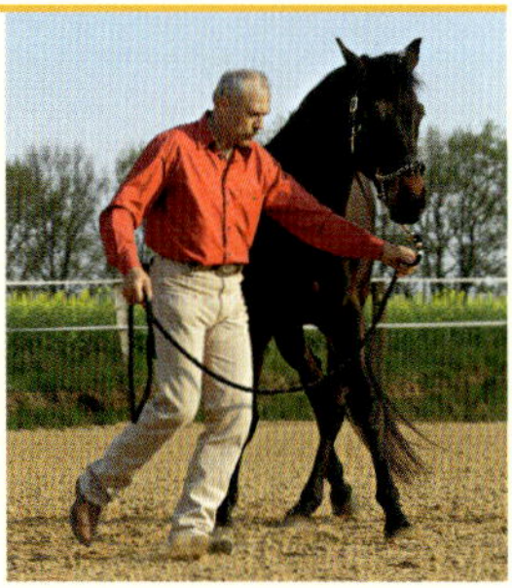

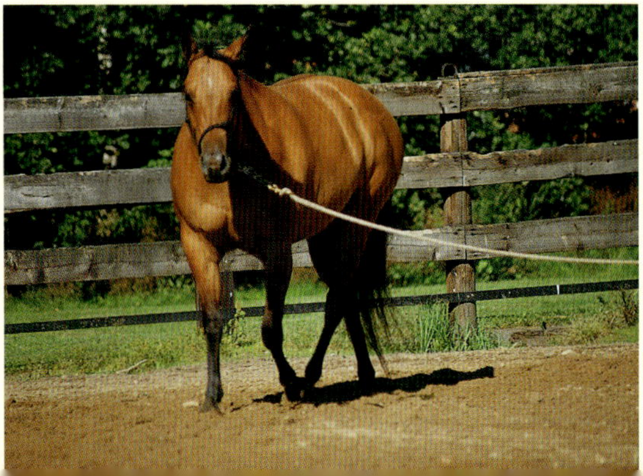

Arbeit am Leitseil mit Knotenhalfter

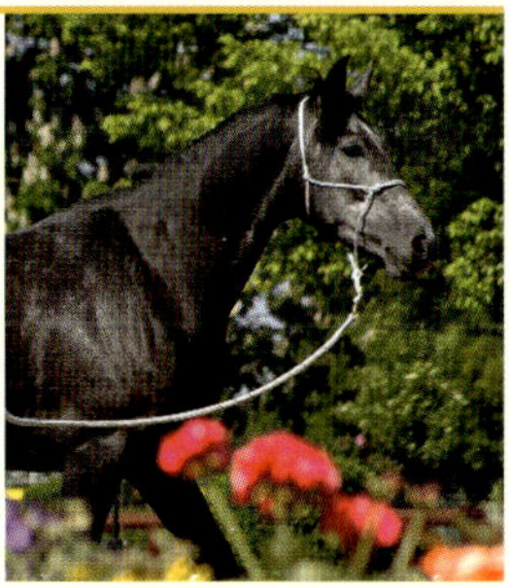

Arbeit an der Hand

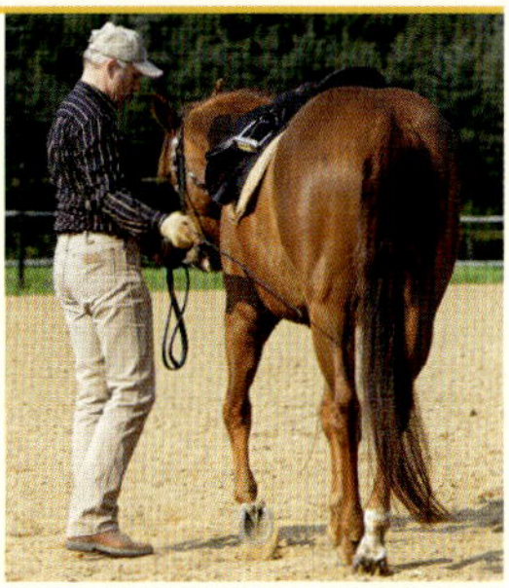

Inhalt

Desensibilisierung

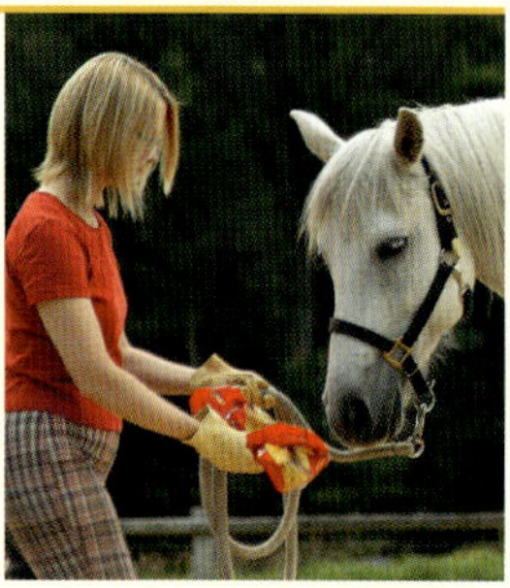

Die Methode für zufriedene Pferde

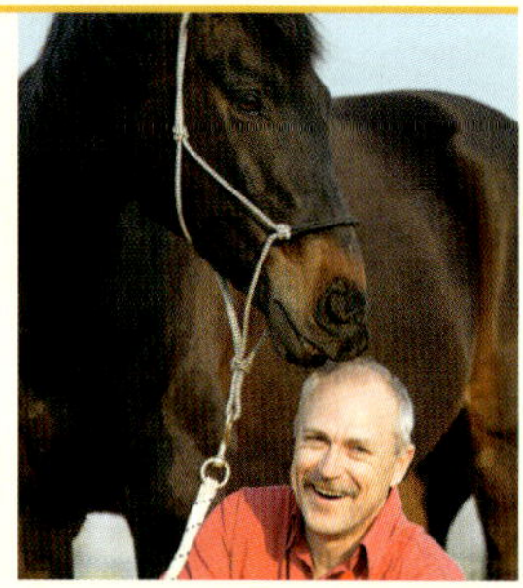

Service

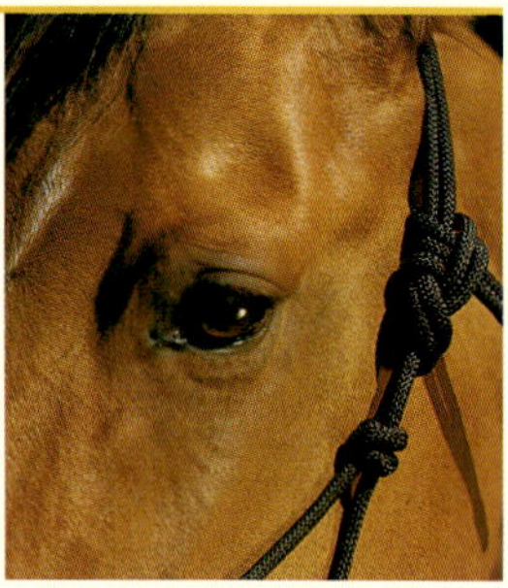

Basics der The Gentle Touch-Methode

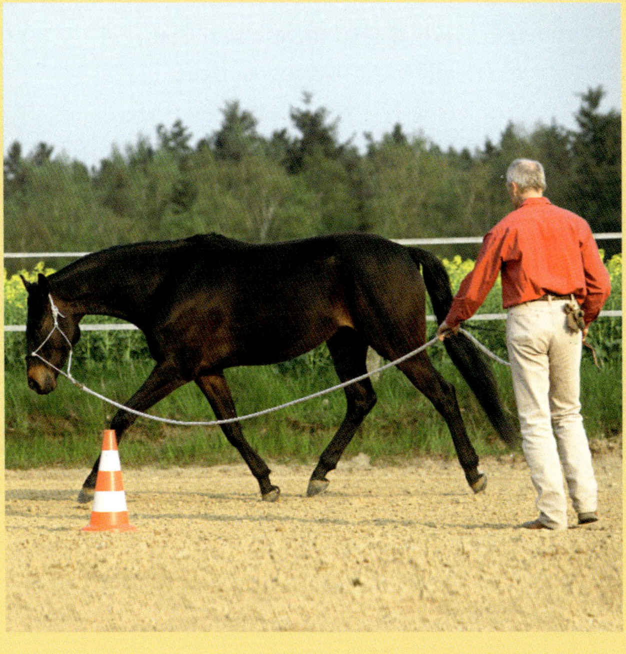

Freiheit in Grenzen

Dieses Übungshandbuch ist ein Leitfaden, eine Orientierungshilfe und praktische Anleitung für alle, die sicher, entspannt und mit der größtmöglichen Leichtigkeit mit Pferden umgehen möchten. Es zeigt Schritt für Schritt die wichtigsten Übungen, die in der The Gentle Touch-Bodenschule zusammengefasst sind. Doch bevor wir mit den Übungen und ihrer Umsetzung beginnen, können Sie sich hier mit der Grundidee und dem Aufbau der Methode vertraut machen.

Ohne Gewalt, mit System

Das The Gentle Touch-Konzept vereinigt in sich die Philosophie einer zwanglosen und gewaltfreien Pferde-Erziehung in Kombination mit einer systematischen Gymnastizierung vom Boden und vom Sattel aus. Damit folgt es einem klassischen Ideal, wie es sich seit nunmehr fast zweieinhalbtausend Jahren als Leitbild für die Beziehung zwischen Mensch und Pferd herausgebildet hat. Dieses Streben nach Schönheit und Harmonie mit dem Pferd hat in unterschiedlichen Epochen und Kulturkreisen verschiedene Ausprägungen erfahren.

Die Unterschiede ergaben sich aus den unterschiedlichen Aufgaben, die Pferde hatten. Gemeinsames Ziel war aber stets, eine Balance zu finden zwischen zwei auf den ersten Blick widersprüchlichen Aspekten: der Funktionalität einerseits und der Schönheit andererseits. Das Pferd sollte sich dem Willen des Menschen unterordnen, um verschiedene Aufgaben erfüllen zu können. Aus ethischen und ästhetischen Motiven heraus sollte es sich dennoch in natürlicher Eleganz und Anmut mit voller Geh- und Lebensfreude möglichst natürlich bewegen können. Später kam noch der Anspruch dazu, Reiten als Kunstform zu betreiben.

Will man die Funktionalität mit der Ästhetik verknüpfen, kann das nur im Rahmen einer „Freiheit in geordneten Grenzen" gelingen. Unter Freiheit in Grenzen verstehe ich, dass sich Mensch und Pferd auf dem Weg zu einer „funktionalen Sozialpartnerschaft" mit Verhaltensregeln, Einschränkungen und Unbequemlichkeiten arrangieren, ohne ihre Natürlichkeit dabei aufzugeben.

Freiheit in Grenzen bedeutet für Pferdebesitzer und Reiter, sich die Freiheit zu nehmen über ein Pferd zu bestimmen. Sie sollten sich dabei aber der Verantwortung bewusst sein, dass das Wohlbefinden seines Pferdes von seiner Sachkenntnis, seinem Einfühlungsvermögen, seiner Geduld und Selbstdisziplin, aber vor allem von seiner Fähigkeit abhängig ist, sich verständlich mitzuteilen. Aus dieser ethisch-moralischen Verpflichtung erwächst die Notwendigkeit, den eigenen Wünschen, Erwartungen und Handlungen immer dann Grenzen zu setzen,

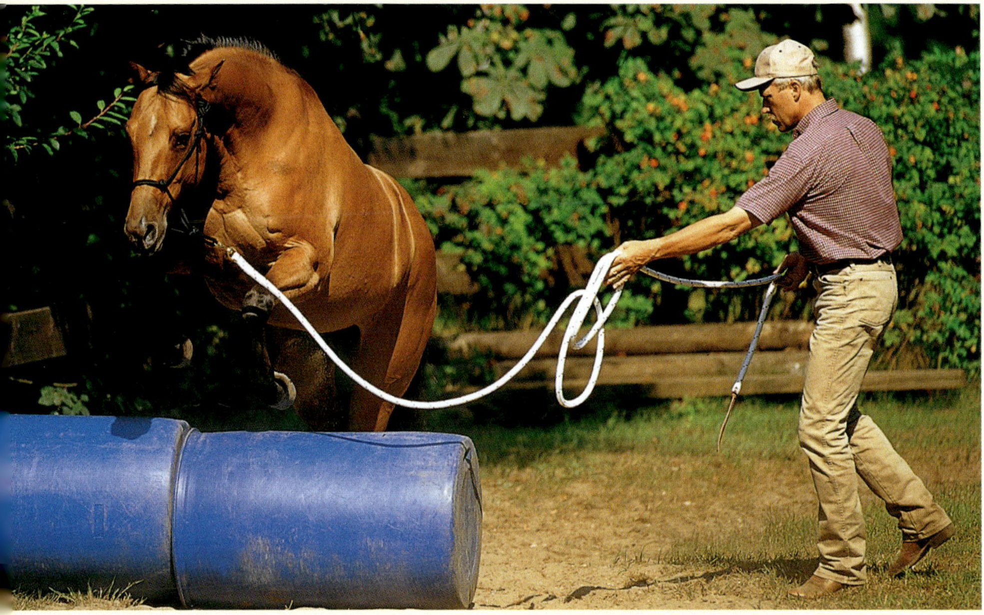

Das Prinzip Freiheit in Grenzen lässt sich am besten bei der Leitseilarbeit umsetzen.

wenn das Wohlbefinden der Pferde nachhaltig eingeschränkt wird. Dazu gehört auch, die Würde des Tieres zu respektieren und es nicht zu instrumentalisieren oder gar zu versklaven.

Für die Pferde bedeutet Freiheit in Grenzen, dass sie sich mit ihrem Verhalten an neue Verhaltensregeln anpassen müssen. Diese Regeln schränken ihre Bewegungs- und Entscheidungsfreiheiten ein, ohne dass sie zunächst einen Sinn darin erkennen. Das ist der wesentliche Unterschied zu den Regeln, die die Natur ihnen beim Leben in einer Herde und in freier Wildbahn vorgibt.

Diese vom instinktiven Verhalten abweichenden Regeln des Menschen empfinden sie als unbequem oder verunsichernd. Damit sie sich dennoch wohlfühlen können, müssen sie die Verhaltensregeln verstehen. So können sie zurück zur inneren Ruhe und Zufriedenheit finden. Erst dann kann eine faire „Freizeitpartnerschaft" entstehen. Ihnen neue Regeln verständlich zu machen, ist die Voraussetzung dafür, sie anschließend durch eine systematische körperliche Ausbildung stark genug zu machen. Nur wenn sie stark genug geworden sind, können sie den vom Menschen vorgegebenen physischen Leistungsanforderungen entsprechen, ohne körperliche und seelische Beeinträchtigungen zu erfahren oder gar Schaden zu nehmen.

Ein Lernprogramm für Mensch und Pferd

Damit die aus der Ausbildung entstehenden Einschränkungen für Mensch und Tier leicht zu verstehen und zu akzeptieren sind, ist es hilfreich, einem Programm zu folgen, das möglichst einfach erlernt werden kann. Solch ein Lernprogramm sollte durch eine bestimmte Regelmäßigkeit und Methodik gekennzeichnet sein. Nur so wird Neues schnell verinnerlicht und zur zweiten Natur, ohne langfristig als unangenehm empfunden zu werden. Damit stellt sich dann auch das harmonische Miteinander ein, von dem letztlich alle Pferdefreunde träumen.

Pferd und Mensch sind in vielen Bereichen in ihrem Verhalten sehr unterschiedlich, andererseits gibt es auch viele Gemeinsamkeiten. Dies ist besonders im Bereich des Unterbewusstseins und instinktiver Verhaltensmuster, aber auch bei Emotionen der Fall. Diese Gemeinsamkeiten gilt es herauszuarbeiten und in Ritualen einzuüben. Damit kann zum einen ein differenziertes Verständigungssystem zwischen diesen beiden ungleichen Wesen geschaffen werden, zum anderen erwächst daraus eine „Sozialpartnerschaft", die zu einer starken emotionalen Bindung führen kann.

Beide erwerben auf diese Weise ein verändertes Bewusstsein füreinander. Der Mensch lernt, Pferde immer besser zu verstehen und verständlich und einfühlsam mit ihnen umzugehen. Das Pferd lernt, die Welt der Menschen besser zu verstehen und sich auf sie einzulassen.

Aus der Regelmäßigkeit der Lernübungen entsteht eine Sozialpartnerschaft mit einer bestimmten Rollenverteilung, in der beide ihren Platz haben und zu einem harmonischen Miteinander finden. In dieser Sozialpartnerschaft beansprucht der Mensch eine Führungsposition. Wird er sich dem Pferd gegenüber in Umgang und Kontakt entsprechend präsentieren, wird es instinktiv diesen Leit- und Führungsanspruch akzeptieren und ihm willig Folge leisten. Dies liegt in seiner Natur als soziales Wesen. Gelingt es dem Menschen allerdings nicht, diese Rolle überzeugend auszufüllen, entstehen Konflikte, Harmoniestörungen, negativer Stress, Ängste oder Aggressionen auf beiden Seiten.

Freundlich und effektiv

Die The Gentle Touch-Methode zeigt Ihnen mit vielen Übungen systematisch und detailliert einen Weg zur Harmonie. Dadurch wird Ihre Beziehung zu Ihrem Pferd vertrauensvoller mit mehr Verständnis und willigem Respekt. Die persönliche Bindung zwischen Ihnen beiden wird gestärkt. Sie lernen einfach und sicher, mit mehr Gefühl, Verständnis und Präzision mit Pferden im Allgemeinen und mit Ihrem Pferd im Besonderen umzugehen. Beachten Sie aber bitte immer: Pferde sind individuell ebenso unterschiedlich wie wir Menschen. Deshalb

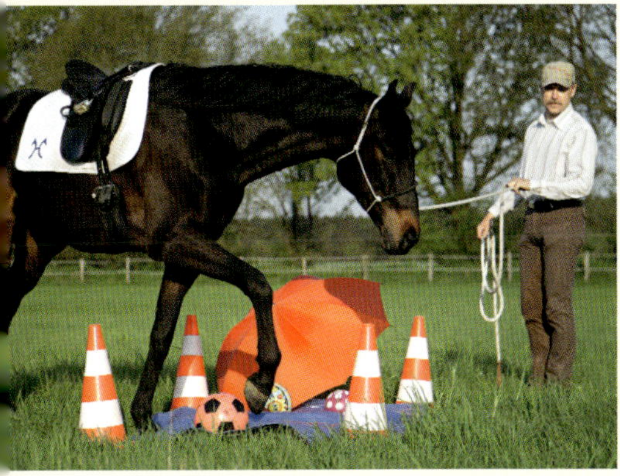

Durch gemeinsames Lösen einer Aufgabe wird Ihre Idee zu der Ihres Pferdes.

muss jede Methode und ihre Techniken stets mit Gefühl und gesundem Menschenverstand individuell angepasst werden, um die besten Ergebnisse zu erzielen. Behandeln Sie Ihr Pferd respektvoll und bleiben Sie ruhig, gelassen und freundlich, auch wenn die von Ihnen beabsichtigten Resultate sich nicht sofort einstellen. Wer übt, der macht noch nicht alles richtig! Aus den Fehlern lernt man, den richtigen Weg zu finden.

Denken Sie immer daran, Sie lernen mit Ihrem Pferd und von ihm. Es spiegelt in seinem eigenen Verhalten nur Ihre innere und äußere Befindlichkeit. Sie lernen bei der Arbeit mit Ihrem Pferd viel über diese Tiere, aber auch sehr viel über sich selbst. Erst danach sind Sie wirklich in der Lage, Pferde auf eine freundliche Art und Weise zu schulen.

Die The Gentle Touch-Methode knüpft an alte Traditionen kultivierter und pferdegerechter Gebrauchsreiterei an. Daraus sind Übungen abgeleitet, die es Freizeitreitern erleichtern, eine natürliche und pferdefreundliche Ausbildungsarbeit im Rahmen der heute gegebenen Möglichkeiten zu leisten. Diese Reitweisen und die dazu notwendigen Ausbildungsschritte zielten vor allem auf gehorsame, leichtrittige und freudig mitarbeitende Pferde ab, die nach entsprechender Ausbildung sicher und mit Leichtigkeit zu reiten waren.

›INFO

Die Basis der Kommunikation

So lernt ein Pferd am besten: Sie haben ihm einen Impuls oder Reiz übermittelt und erhalten die gewünschte Reaktion. Die einzige Möglichkeit, ihm zu zeigen, dass seine Reaktion richtig war, besteht darin, den Reiz sofort auszusetzen, wenn es im Ansatz das tut, was Sie wollten. Das Timing in diesem System von Reiz, Reaktion und Belohnung durch Entspannung entscheidet darüber, wie effektiv Ihr Pferd Ihre Wünsche versteht und von Ihnen lernt. Wenn es etwas „richtig" gemacht hat, so geben Sie ihm Gelegenheit zu entspannen und entspannen sich auch selbst. Lernen Sie dabei richtig zu atmen, vor allem auszuatmen. Denken Sie positiv und seien Sie zufrieden.

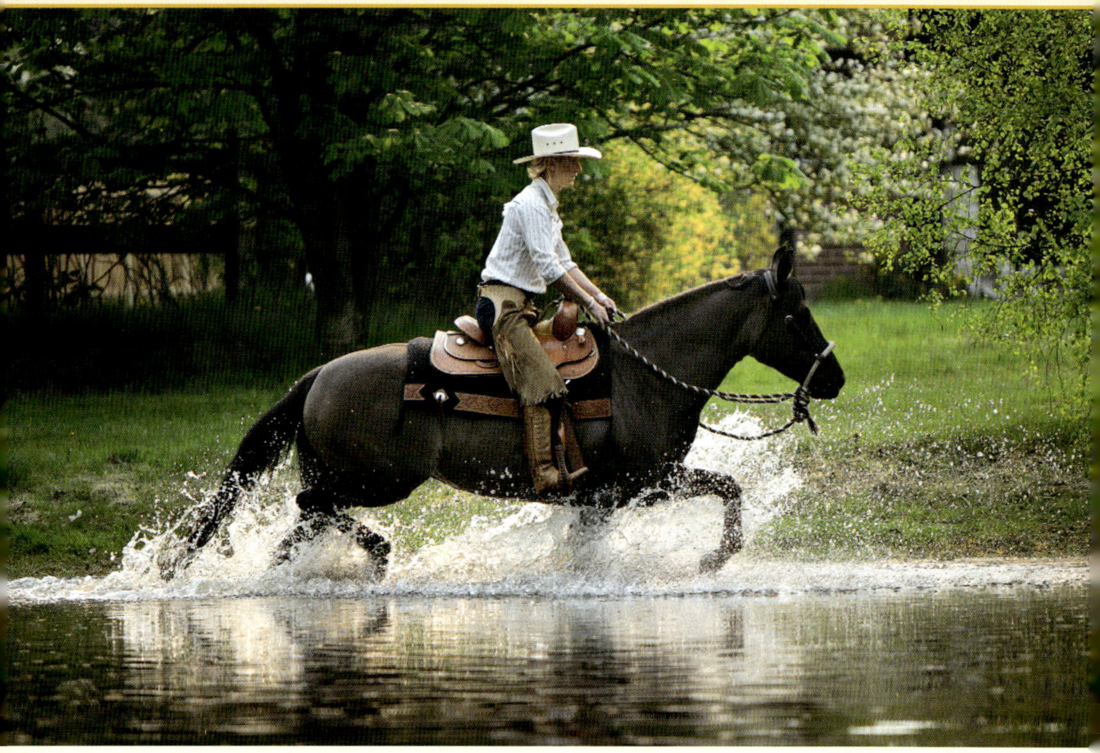

Das Westernreiten ist bei uns heute auch deshalb so beliebt, weil es mit leichten Hilfen auskommt.

In früherer Zeit erreichte man dieses Ziel vor allem deshalb auf breiter Basis, weil Pferd und Reiter eine gemeinsame praktische Aufgabe hatten, nämlich das Reiten im Gelände mit seinen vielfältigen und abwechslungsreichen Situationen. Diese Herausforderungen mussten gemeinsam bewältigt werden und oft kamen noch weitere praktische Aufgaben wie die Rinderarbeit hinzu. Pferd und Mensch verbrachten viele Stunden zusammen. Sie erkannten sehr schnell, dass sie aufeinander angewiesen waren und suchten nach dem bequemsten und effektivsten Weg zum Ziel. Die klare Aufgabenstellung gab beiden einen Sinn für ihr Handeln. Es ging stets darum, konkrete Ziele zu erreichen. Ausdauer war gefragt und ruhiges überlegtes Handeln. Nur in Ausnahmen wurden Höchstleistungen gefordert. War ein Ziel erreicht, folgten Ruhe und Belohnung. Mit diesen Rahmenbedingungen war es möglich, dass die Idee des Menschen sehr bald auch zur Idee des Pferdes wurde.

Missverständnisse zwischen Mensch und Pferd

Unter heutigen Rahmenbedingungen mit den abstrakten Vorstellungen von oft leistungssportlich orientierter Reiterei fehlt häufig die klare Sinngebung für Pferd und

Mensch in der Ausbildung und im Alltag. Auch werden Lernwege aus wirtschaftlichen Gründen oder Bequemlichkeit oft abgekürzt oder gar nicht erst beschritten. Die Forderungen des Menschen an das Pferd sind häufig unverständlich und führen zu Missverständnissen. Es soll Lektionen oder Manöver ausführen, ohne einen Sinn darin zu erkennen. Turnierrichter bewerten Bewegungsmerkmale und Leistungen, die für Pferde bedeutungslos sind. Jeder Reiter oder Pferdebesitzer glaubt, einen Sieger im Stall zu haben. Überforderungen von Mensch und Pferd sind an der Tagesordnung, besonders wenn Unwissenheit und falscher Ehrgeiz miteinander einhergehen.

Andererseits gibt es Pferde, die in Box und Paddock ihre meiste Zeit verbringen. Werden sie geritten, dann meist nur für eine Stunde auf dem Platz oder in der Halle. Die manchmal unsicheren oder gar ängstlichen Reiterinnen und Reiter lassen sich mehr oder weniger von diesen energiegeladenen Tieren „herumtragen", stets versuchend, den aufgestauten Bewegungsdrang zu unterdrücken.

Solche Pferde sind unterfordert, ihre Aufmerksamkeit ist nicht beim Reiter, sondern auf ihre Umgebung gerichtet. Manche neigen zu Energieausbrüchen, andere werden phlegmatisch. Sowohl die eine als auch die andere Pferdegruppe entwickelt bald ein eigenes Weltbild, in dem sie Mensch bzw. Reiter hauptsächlich als Störfaktor wahrnehmen. Daraus ergeben sich sehr leicht Konfrontationen und Stresssituationen oder Gefahren für alle Beteiligten.

Durch die Übungen der The Gentle Touch-Methode und besonders durch die Bodenarbeit können solche Entwicklungen korrigiert werden, noch besser: Sie entstehen gar nicht erst. Sie sind so aufgebaut, dass sie für Pferd und Mensch einen Sinn ergeben. Dazu wird das Gelände in die Reitbahn geholt. Verschiedene Hilfsmittel schaffen Orientierungspunkte. Durch einen sinnvollen Einsatz von Hilfsmitteln und eine zweckmäßige Gestaltung der Übungen ergeben sich Situationen, die von Ihnen und Ihrem Pferd gemeinsam bewältigt werden müssen. Beide müssen um etwas herumgehen oder darüber, sich für links oder rechts entscheiden. Es gibt Etappenziele, Ruhezonen und Hindernisse. Aufmerksamkeit, geduldiges Verhalten und Gelassenheit werden entwickelt und gefestigt. Dadurch wird es auch Ihnen leichter gelingen, Ihre Idee zur Idee Ihres Pferdes werden zu lassen. Ihr Pferd wird nicht zum „Freizeit-Sklaven" degradiert, sondern Sie kommen Ihrem Ziel näher, die „Partnerschaft" mit Ihrem Pferd zu formen. Dieser partnerschaftliche Aspekt lässt sich stets am besten aus zweckbestimmtem, sinnvollem Zusammenwirken erreichen, wie er aus Gebrauchsreitweisen abzuleiten ist. Dies hat wohl auch in den letzten 30 Jahren zu der großen Popularität des Westernreitens in Deutschland geführt.

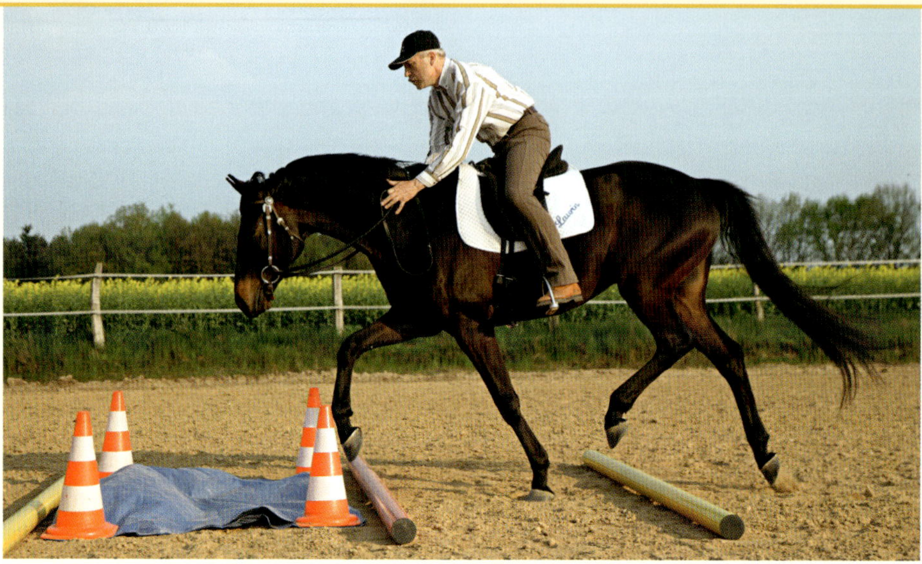

Die Arbeit macht Jungpferden mehr Spaß, wenn man ihnen zunächst konkretere Aufgaben stellt.

Damit wurde offensichtlich jene Lücke geschlossen, die durch den Wegfall einer wichtigen deutschen Arbeits- oder Gebrauchsreiterei entstanden ist: die militärische Campagne-Reiterei. Diese in der Reitvorschrift von 1937 definierte geländeorientierte Gebrauchsreitlehre wurde nach dem Zweiten Weltkrieg durch die Sportreitlehre der Deutschen Reiterlichen Vereinigung (FN) ersetzt.

Die Idee der Campagneschule

Ein wesentliches Merkmal der ursprünglichen Campagneschule war die Zusammenfassung von systematischer Erziehung zum Gehorsam und einer zweckmäßigen Gymnastizierung des Reitpferdes. Das Ziel war ein leichtrittiges, auch von durchschnittlich begabten und geübten Reitern einhändig kontrolliert in Reitbahn und Gelände zu reitendes Pferd, das in Selbsthaltung war und viele Stunden locker und fleißig unter dem Reiter gehen konnte. „Schullektionen" oder „klassische Reitkunst" auf der Basis hoher oder gar höchster Versammlung und Anspannung waren keinesfalls das Ziel dieses Reitsystems. Die anspruchsvolle Versammlung war bewusst nicht als Ausbildungsziel angestrebt.

Dieses Ausbildungskonzept zeigt viele Parallelen zur kalifornischen Vaquero-Reitweise, der klassischen Form des modernen Westernreitens. In diesem traditionellen Ausbildungssystem wurden die Pferde ebenfalls systematisch über einen längeren Zeitraum ausgebildet. Die Zielsetzung war ähnlich, denn man wollte auch hier ein gehorsames, leichtrittiges und sicheres Pferd als Arbeitspartner, das mit einhändiger Zügelführung auf Kandare geritten werden konnte.

Die FN-Sportreitlehre verzichtete hingegen weitestgehend auf die Berücksichtigung einer fundierten methodischen Erziehung der Reitpferde. Stattdessen definierte sie als Ziel die klassische Dressurarbeit und die höhere Versammlung und reduzierte die Ausbildungsarbeit auf die körperliche Gymnastizierung, wie sie sich aus der Biomechanik des Pferdekörpers ableitet.

Das war in den 50er-Jahren für einen Sportverband mit der leistungssportlichen Zielsetzung, bei den olympischen Reitdisziplinen möglichst erfolgreich zu sein, sicherlich nicht falsch und hat ja auch zusammen mit der dementsprechend ausgerichteten Sportpferdezucht die gewünschten Erfolge gebracht.

Ob es richtig war, dieses Ziel für durchschnittlich begabte „Breitensportreiter" zu definieren, die als Mitglieder in die Reitvereine strömten, um auf Schulpferden die ersten Reitversuche zu machen, scheint fraglich. Die in den 70er-Jahren gewaltig steigende Zahl der nicht leistungssportlich orientierten Freizeitreiter konnte oft mit dieser Reitweise und deren Umsetzung wenig anfangen. Viele Menschen begannen, sich an alternativen Reitweisen zu orientieren, die allesamt aus verschiedenen Gebrauchsreitweisen abgeleitet sind.

Seit fast 30 Jahren verknüpfe ich in meiner Arbeit Inhalte solcher Gebrauchsreitweisen mit den Erkenntnissen pferdegemäßer Gymnastizierung, wie sie in der deutschen FN-Reitlehre enthalten sind. Die dabei gewonnenen praktischen Erfahrungen wurden in der The Gentle Touch-Methode zusammengefasst und in der Praxis viele Jahre lang erprobt.

Das Ergebnis: eine simple Methode, die von jeder Reiterin und jedem Reiter mit dem Anspruch einer sinnvollen, pferdegerechten und schonenden Reiterei angewendet werden kann. Sie kommt besonders all denen entgegen, deren Schwerpunkt in der Erholungsreiterei liegt und die nicht das Ziel oder die Möglichkeiten haben, sich mit den hohen Anforderungen moderner Sportreiterei oder gar einer noch anspruchsvolleren, korrekten klassischen Dressur bzw. Schulreiterei zu befassen.

>INFO

Lernen mit The Gentle Touch macht Spaß

- *Eine eindeutige Aufgabenstellung gibt Mensch und Pferd einen Sinn für ihr Handeln.*
- *Eine klare Zielsetzung motiviert besonders dann, wenn das Erreichen von Zielen belohnt wird.*
- *Durch praktische Zusammenarbeit wachsen gegenseitiges Vertrauen und Respekt.*
- *Über- oder Unterforderung werden vermieden.*
- *Die Idee des Menschen wird zur Idee des Pferdes.*

Hilfe zur Selbsthilfe

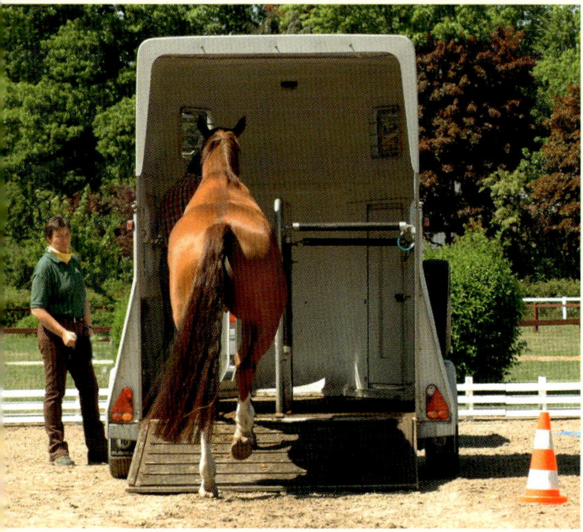

Mit der Bodenarbeit schaffen Sie beim Pferd die optimale Grundlage für stressfreies Verladen.

In diesem Buch zeige ich Schritt für Schritt die wichtigsten Übungen meiner Bodenschule. Damit können Sie mit Ihrem Pferd gemeinsam die grundsätzlichen Techniken der gängigen Bodenarbeit lernen, wie sie von unterschiedlichen Ausbildern und in verschiedenen Systemen üblich sind. Dabei beschränken sich die Übungen auf das Wesentliche der einzelnen Techniken und zielen weder auf eine Spezialisierung ab noch sind sie Selbstzweck, wie das bei einigen Formen der sogenannten Liberty-Arbeit oder bei Zirkuslektionen der Fall ist. Solche Übungen können natürlich auf meinen Übungen aufgebaut werden.

Die Bodenschule hilft Ihnen, eine gute Verständigungsgrundlage zu schaffen, ein Gefühl für Angemessenheit zu entwickeln und die Beziehung von Mensch und Pferd im Sinne einer Partnerschaft zu formen. Sie gewinnen einen Einblick in die vielfältigen Möglichkeiten, mit denen sich die Beziehung zu Ihrem Pferd verbessern lässt. Der praktische Nutzen beschränkt sich dabei nicht nur auf gute Manieren sowie mehr Sicherheit und Leichtigkeit im Umgang vom Boden aus, sondern sie schafft beim Pferd damit auch die Grundlage dafür, die Voraussetzungen eines Reitpferdes zu erfüllen.

Die The Gentle Touch-Bodenschule ist in vier Bereiche aufgegliedert und vermittelt so differenziert und methodisch das Verständnis und die grundlegenden Fähigkeiten für die wichtigsten Techniken der Arbeit vom Boden aus. Meine Methode wird auch von geschulten und lizenzierten Ausbildern vermittelt. Dadurch haben Sie die Möglichkeit, immer dann, wenn Sie in der praktischen Umsetzung der Übungen mit Ihrem Pferd auf Probleme stoßen, Kontakt zu einem The Gentle Touch-Trainer aufzunehmen und sich dort Anleitung und Hilfe zu holen. Mit der The Gentle Touch-Methode sind die besten Ergebnisse dann zu erzielen, wenn sie im Wechsel von angeleitetem Lernen mit einem Ausbilder und autodidaktischer Arbeit stattfindet. Alle meine Trainer vermitteln die Übungen auf die gleiche Art und Weise.

Die The Gentle Touch-Bodenschule

- Zeigt Ihnen Wege zur Verbesserung der Kommunikation mit Ihrem Pferd,
- hilft Ihnen dabei, die Sicherheit im Umgang mit dem Pferd zu fördern,
- schult Ihr Auge und Ihr Gefühl, um Ihr Pferd in seiner Gefühlshaltung und seinem Bewegungsverhalten besser beurteilen zu können,
- regt Sie im Rahmen der Übungen dazu an, Ihr eigenes Reaktionsvermögen und Ihre Körperkoordination deutlich zu verbessern,
- bringt mehr Leichtigkeit auch für die Verständigung beim Reiten.

Sie haben damit eine Methode, mit der Sie Ihre universelle Horsemanship deutlich weiterentwickeln können und gleichzeitig auch Ihrem Pferd eine allgemeine Grundausbildung vermitteln, unabhängig davon, in welcher Reitweise es ausgebildet werden soll. Die Übungen sind auch sehr hilfreich bei der Korrektur von älteren Pferden.

Alle Übungen sind so gestaltet, dass sie auf die natürlichen Bedürfnisse und Möglichkeiten aller Pferde in psychischer und körperlicher Hinsicht besonders Rücksicht nehmen. Sie können unter normalen Rahmenbedingungen ausgeführt werden, wie sie jedem Pferdebesitzer zur Verfügung stehen. Besondere Trainingseinrichtungen sind nicht notwendig. Die Methode ist eine Möglichkeit, freundlich, gewaltfrei und kontrolliert mit Pferden

So bekommt das Pferd ohne irritierendes Reitergewicht ein Verständnis für Zügel- und Schenkelhilfen.

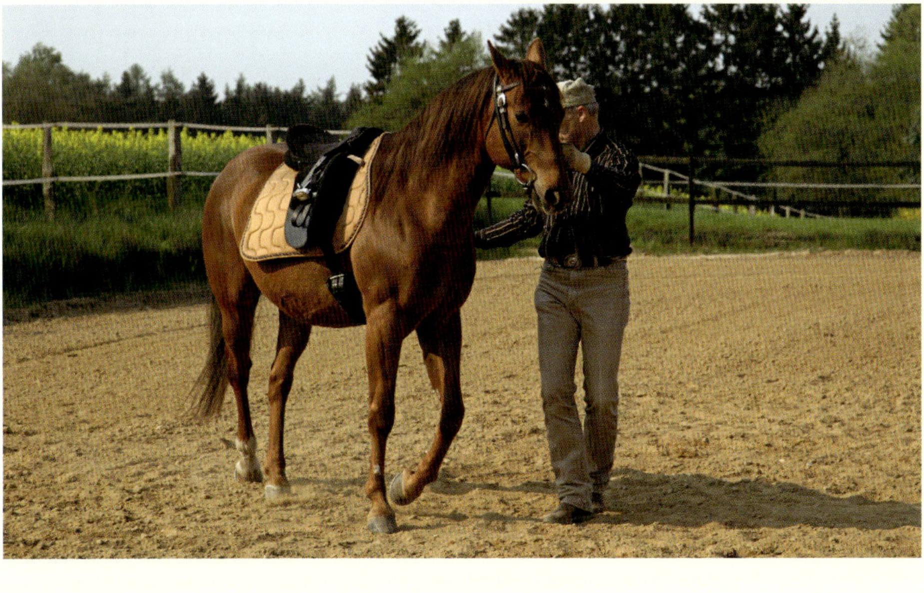

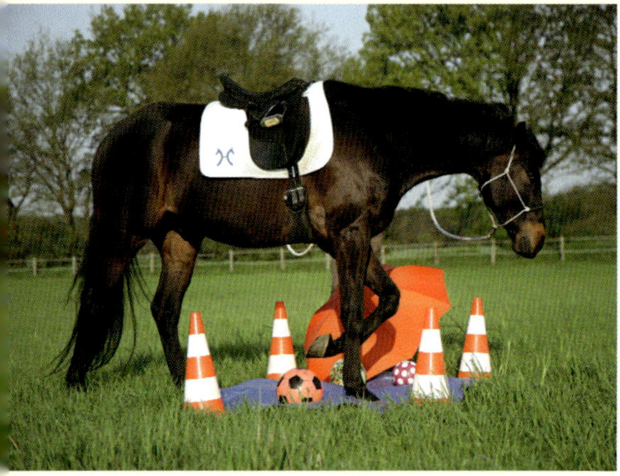

Die Übungen bereiten systematisch vor ...

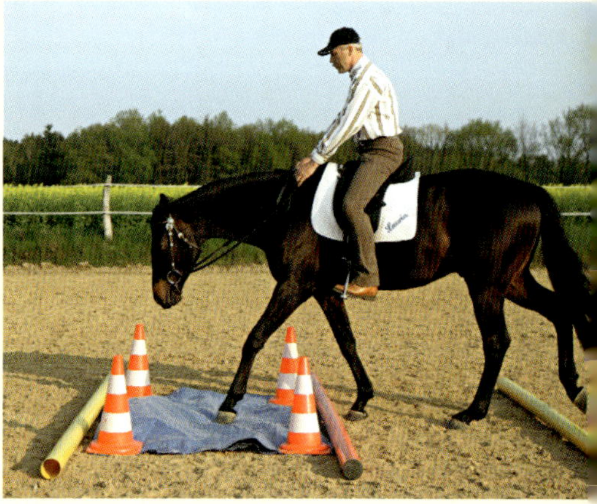

... für das Reiten im Gelände.

umzugehen, sie systematisch zu erziehen und Probleme zu lösen.

Die Methode gründet auf der Erkenntnis, dass der Körper nicht ohne den Geist und der Geist nicht ohne den Körper geformt werden kann. Sie nimmt auf die Tatsache Rücksicht, dass alle Handlungen eines Pferdes letztlich aus seinem instinktiven Verhalten, seinem stark ausgeprägten Selbsterhaltungstrieb und aus dem daraus entstehenden Selbstschutzverhalten kommen.

An der eigenen Nase fassen

Wann immer wir mit Pferden umgehen, haben unsere Handlungen, bewusst oder unbewusst, Auswirkungen auf das Pferdeverhalten. Je nachdem, ob es sich von uns irritiert, behindert oder gar eingeschüchtert fühlt oder aber ob es unsere Handlungen versteht und diese als angenehm, hilfreich oder motivierend empfindet, wird sich sein Verhalten dementsprechend in Gewohnheiten festigen. Das Pferd hält uns auf diese Weise einen Spiegel vor. Es zeigt uns unsere eigenen Stärken und Schwächen.

Lernen wir, sein Verhalten richtig zu deuten und nicht zu vermenschlichen, zu verklären oder zu beschönigen, können wir uns selbst realistischer beurteilen und über unsere tatsächlichen Handlungen bewusst werden. Lernen wir, uns verständlich zu machen und uns selbst zu disziplinieren, wird unser Verhalten für Pferde nachvollziehbar und kalkulierbar.

Wir werden nach und nach zu echten Partnern. Gelingt es uns, pferdegerechter zu handeln, wird das wesentlich dazu beitragen, das körperliche und seelische Wohlbefinden unseres Pferdes im Rahmen von Umgang und Ausbildung deutlich zu verbessern, wovon wir selbst natürlich auch profitieren.

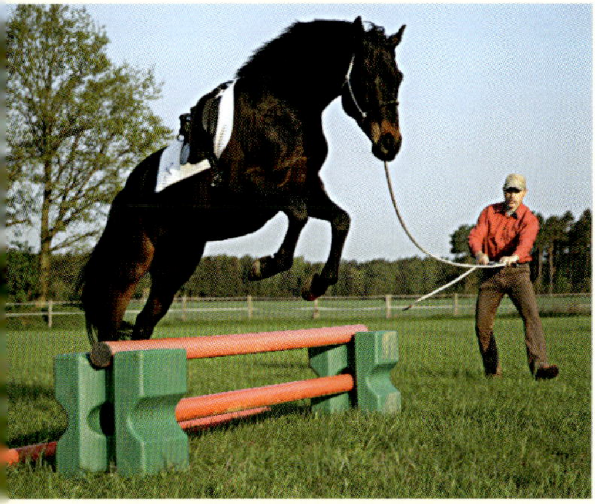

Auch das Springtraining mit Reiter ...

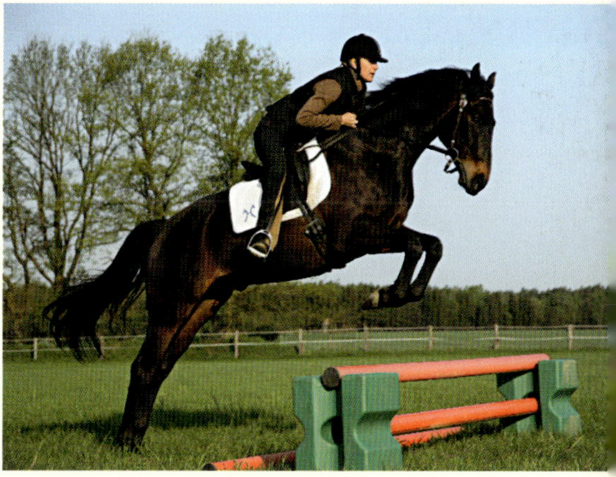

... ist später viel einfacher!

Die The Gentle Touch-Methode bietet Ihnen durch die systematische, kommunikative Erziehungsarbeit einen artgerechten, logischen, gewaltfreien und konsequenten Lernweg, mit dem Sie tierschutzgerecht und unter Beachtung der ethischen Grundsätze der Deutschen Reiterlichen Vereinigung (FN) mit Pferden umgehen und sie schonend mit den Leistungsanforderungen vertraut machen können, wie sie im Rahmen der Freizeit- und Sportreiterei nötig sind.

Hier noch einmal auf einen Blick, was Sie mit den Übungen meiner Bodenschule systematisch und in kurzer Zeit erreichen können:

- Sie schaffen eine solide und eindeutige Verständigungsgrundlage zwischen Ihnen und Ihrem Pferd.
- Sie schulen Ihr Gefühl für Angemessenheit in allen Handlungen und bei der Wahl der Mittel.
- Sie verbessern Vertrauen, Respekt und willigen Gehorsam bei Ihrem Pferd im Umgang und beim Reiten.
- Sie erreichen mehr Leichtigkeit in der Hilfengebung, durch mehr Verständnis, Flexibilität (innere und äußere Losgelassenheit), Balance und Gehorsam.
- Sie erzielen erkennbare Leistungsverbesserungen durch Motivation und zweckmäßige Gymnastizierung.
- Sie verbessern Sicherheit und Kontrollierbarkeit in allen Bereichen (z. B. Verladen, Geländesicherheit, Gruppenverhalten usw.).
- Sie verwenden keine Ausrüstungsgegenstände, die das Pferd in seinen Bewegungen mechanisch einschränken können.
- Sie wählen Übungsabläufe, die der Natur des Pferdes entsprechen und die gewaltfrei funktionieren.

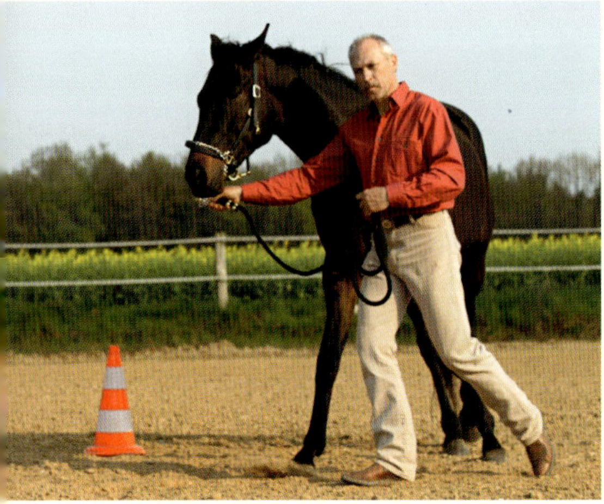

Die eigene Haltung, aber auch Körper- und Kontaktimpulse sind Mittel der Verständigung.

Die Übungen sind so aufgebaut, dass Sie gemeinsam mit Ihrem Pferd und von Ihrem Pferd lernen und es dabei natürlich auch von Ihnen lernt. Die besten Erfolge werden Sie vermutlich dann erzielen, wenn Sie die Grundfertigkeiten unter Anleitung durch einen The Gentle Touch-Trainer einüben und diese danach selbstständig festigen und weiterentwickeln.

Entscheiden Sie sich dazu, gleich autodidaktisch zu beginnen, können sich Fehlinterpretationen, kleine Ungenauigkeiten und Fehleinschätzungen einschleichen. Sie werden dann zwar nicht die optimalen Möglichkeiten meiner Bodenschule ausschöpfen können, doch sicherlich werden Sie auch so deutliche Verbesserungen erzielen. Nutzen Sie in jedem Fall die Möglichkeit, um sich hin und wieder überprüfen zu lassen und scheuen Sie sich nicht, Hilfe zu holen. Umso schneller und besser werden Sie Fortschritte erzielen. Durch Übung erwerben Sie nach und nach mehr Sicherheit, Entschlossenheit und die Fähigkeit zu angemessenem und dem Pferd verständlichen Handeln.

Auf diese Weise entsteht Schritt für Schritt eine harmonische Partnerschaft zwischen Ihnen und Ihrem Pferd an der Hand und unter dem Sattel, die sich zunehmend vertieft. Dabei übernehmen Sie immer mehr eine Leit- und Führungsrolle. Die ermöglicht es Ihnen, das Vertrauen Ihres Pferdes ebenso systematisch zu vertiefen wie den Respekt vor Ihrem Leit- und Führungsanspruch. Durch die Übungen fördern Sie die Gelassenheit und die Beweglichkeit Ihres Pferdes und machen es damit körperlich und seelisch fit für seine Aufgaben als Reitpferd.

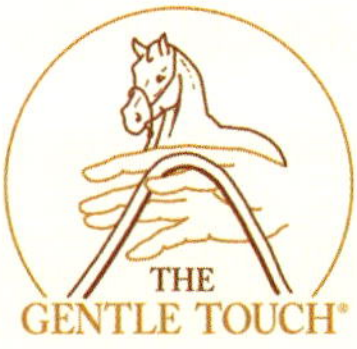

Das Symbol der „offenen“ Hand steht dabei für eine sanfte, kommunikative und zwangfreie Anwendung von Ausbildungstechniken und Ausrüstungsgegenständen. Der Name „The Gentle Touch“ steht für die grundsätzliche Einstellung: den stets freundlichen Umgang mit dem Pferd, der gefühlvoll, kompetent, diszipliniert und frei von falschem Ehrgeiz ist.

Seien Sie freundlich und sanft zu Ihrem Pferd, dann wird es Ihnen im Gegenzug die freundliche Seite seiner Persönlichkeit zeigen.

Mit Gefühl, Takt und Gleichgewicht zur Leichtigkeit

In der The Gentle Touch-Methode sind wesentliche Elemente aus der klassisch-kalifornischen Vaquero-Reiterei und der europäischen Campagne-Schule ohne Brüche oder Widersprüche logisch und methodisch zusammengefügt. Beide Methoden berücksichtigten im Rahmen ihrer besonderen Aufgabenstellung durchaus auch sogenannte klassische Prinzipien der Reiterei, allerdings nur soweit diese zweckmäßig und alltagstauglich sind.

Ein wesentliches gemeinsames Ziel beider Methoden war es, ein möglichst hohes Maß an Leichtigkeit im Umgang und beim Reiten zu erreichen und zu erhalten. Dies war umso wichtiger, da beide Reitweisen letztlich auf eine einhändige Zügelführung mit einer Stangenzäumung abzielten. Das hatte eine deutlich zügelunabhängigere Ausbildung von Pferd und Reiter zur Folge. „Get more with less" oder „Mit weniger mehr erreichen" ist das Prinzip, das zum Ziel führt. Damit ist gemeint, dass man mit weniger Zwang und Krafteinwirkung, dafür aber mit mehr Einfühlungsvermögen bei Pferden und methodischer Arbeit sehr viel mehr und vor allem dauerhafter und zuverlässiger erreichen kann.

The Gentle Touch vereinigt das Beste verschiedener Reitweisen für alle Freizeitreiter und -pferde.

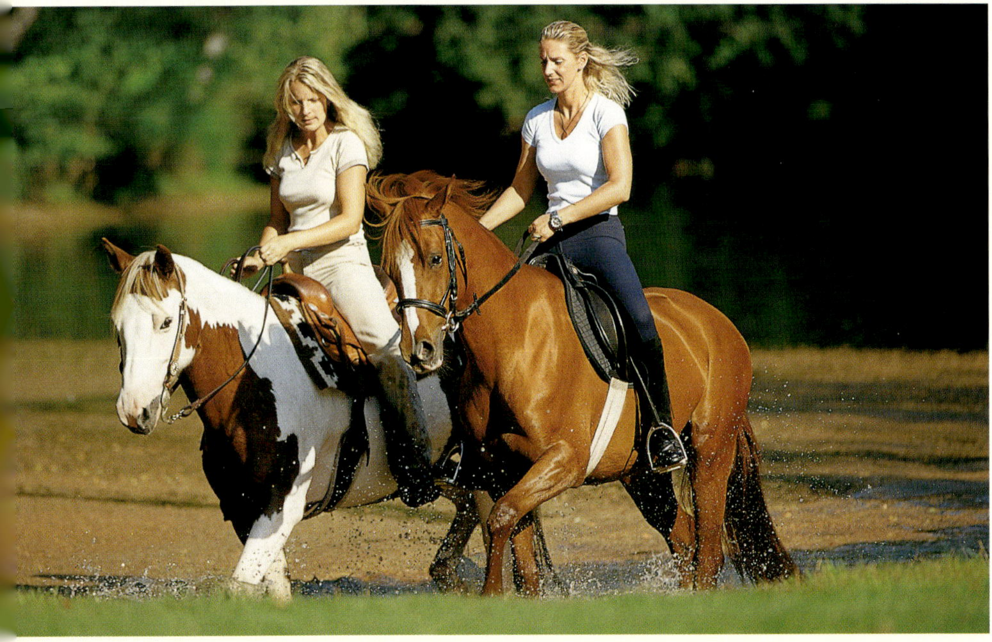

Gerade dieser Aspekt feinen und leichten Reitens ist aber heute in der Praxis häufig verloren gegangen. Die unüberschaubare Vielfalt an Hilfszäumungen und Gebissen in Händen von Ausbildern und Freizeitreitern, ja sogar Anfängern, ist ein Hinweis auf die Fehlentwicklungen. Auch die wieder aktuelle Diskussion über fragwürdige Zwangstechniken bis in die Spitze der Sportreiterei zeigt das Problem mehr als deutlich. Hier setzt The Gentle Touch an und bietet jedermann praktikable Wege, um mit schlichten, altbewährten und pferdeschonenden Praktiken zum Ziel zu gelangen. Dazu wird besonderes Augenmerk darauf gelegt, dass jede Schülerin und jeder Schüler sein Gefühl, auch für Takt und Gleichgewicht entwickeln kann.

Mit der The Gentle Touch-Methode möchte ich Ihnen den Weg zu einer einfühlsamen, pferdegerechten und universellen Reiterei zeigen. Das wird vor allem durch feine Kommunikationstechniken vom Boden und vom Sattel aus erreicht und nicht durch mechanisches Bedienen des Pferdes. Dabei sind alle Übungen so angelegt, dass Reiter und Pferd Schritt für Schritt miteinander und voneinander lernen können. Dies ist ein sehr wichtiger Aspekt. In der konventionellen FN-Reitlehre folgt man dem grundsätzlich richtigen Leitsatz: „Ein ungeübter Reiter lernt auf einem erfahrenen, perfekt ausgebildeten Schul-(Lehr)pferd" und „Das rohe oder unausgebildete Pferd lernt von einem erfahrenen Ausbilder und Reiter". In den letzten sechs Jahrzehnten hat sich aber die Pferdeszene extrem verändert, sodass dieser Grundsatz in der Praxis schon lange nicht mehr auf breiter Basis umgesetzt wird, auch nicht in den circa 6.000 Vereinen der FN.

Die allgegenwärtige Realität sieht anders aus. Dort versuchen Reiter auf Pferden ihre Reittechnik zu verbessern, die nicht die Qualitäten von gut geschulten „Schulpferden" besitzen, sondern vielfältige Ausbildungsdefizite haben. Entsprechend dürftig sind häufig die Lernfortschritte. Auch die Pferdeausbildung liegt nicht auf breiter Basis in den Händen von erfahrenen Ausbildern, denen genügend Zeit für eine solide Grund- und Aufbauausbildung zur Verfügung steht. Die Kosten, die eine mehrjährige professionelle Ausbildung eines Pferdes heute verursachen würde, können wohl nur von wenigen aufgebracht werden. In der Praxis sind es deshalb die weniger erfahrenen Pferdebesitzer selbst, die ihre Pferde schulen. Als Folge dessen sind wirklich gut gerittene Pferde rar und sehr teuer.

Lernen auch ohne perfektes Lehrpferd

In der The Gentle Touch-Methode wird auf diese Situation gezielt eingegangen. Die Übungen unterteilen gängige Probleme in ihre Einzelkomponenten, typische Probleme werden in Teilschritten gelöst. Sie haben den Charakter von spe-

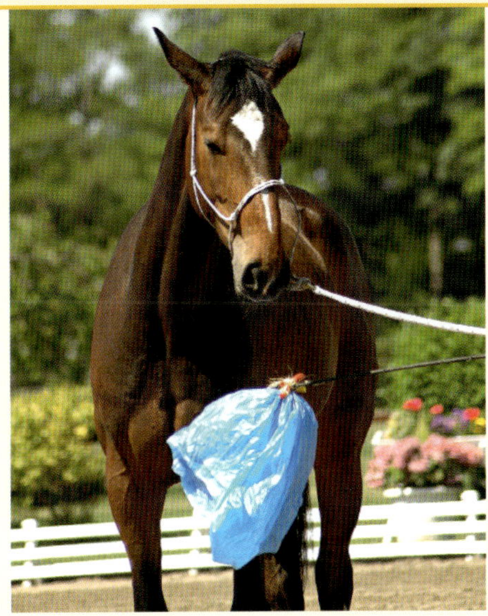

Die Übungen führen Schritt für Schritt zum Ziel.

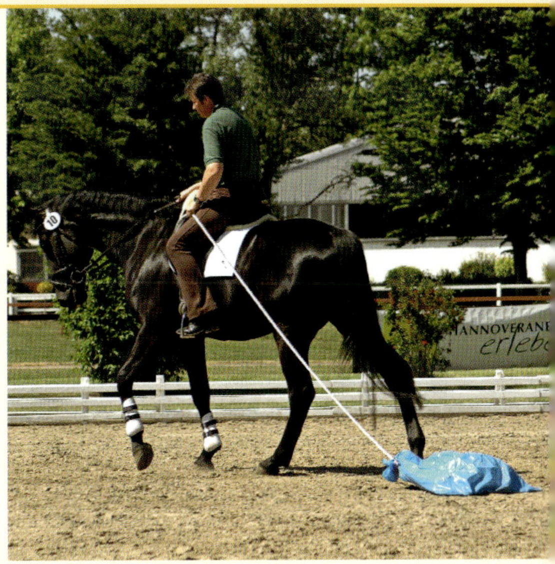

Pferd und Mensch lernen mit- und voneinander.

ziellen Hilfsübungen, mit denen Sie in kleinen Schritten Fehler erkennen, beheben und dann alles zu dynamischen und komplexen Übungsabläufen wieder zusammenfügen können. Zunächst geschieht das im Rahmen der Bodenschule, dort wird an der Verständigungsgrundlage, an Respekt und Vertrauen und an grundsätzlichen, zweckmäßigen Verhaltensmustern gearbeitet, die zu guten Manieren im Umgang vom Boden und beim Reiten führen. Die auf diese Weise erreichte Harmonisierung Ihrer Beziehung mit dem Pferd schafft dann die Grundlage für eine verfeinerte und einfühlsame Reitweise. Praktische Übungen helfen Ihnen dann dabei, in Sitz, Haltung und Einwirkung feiner und einfühlsamer zu werden. Mit den Übungen der The Gentle Touch-Methode können Sie deshalb besonders dann verblüffende Resultate erzielen, wenn sich Ihr Pferd schon einige unerwünschte Verhaltensweisen angewöhnt hat und Sie selbst noch an sich arbeiten möchten.

Mit der The Gentle Touch-Methode bietet sich also eine Möglichkeit, die Grundlagen für ein umfassendes natürliches Pferdeverständnis und gute Horsemanship zu erwerben oder weiterzuentwickeln. Menschen und Pferde gleichermaßen können damit die Umgangsformen und Manieren erlernen, die zu einem harmonischen, durch Feinheit und Leichtigkeit geprägten Reitstil führen. Das Lernen mit Übungen macht Mensch und Pferd Spaß, sie werden zu Partnern. Sicherheit steht im Vordergrund und daraus erwächst Selbstvertrauen. Zwanglosigkeit führt zu motiviertem und koordiniertem, lockerem Bewegungsverhalten.

Im Rahmen der Bodenschule lernen Pferde, vom Ausbilder am Leitseil geführt, spielerisch, Situationen kontrolliert bei selbstständiger Mitarbeit zu bewältigen. Auch das souveräne Verhalten in Schrecksituationen wird an der Hand in verschiedenen Übungen erarbeitet.

Eine Besonderheit der The Gentle Touch-Methode ist die systematische Verknüpfung der Übungen in der Bodenschule mit darauf aufbauenden Kommunikations- und Vertrauensübungen unter dem Reiter. Daraus entwickelt und festigt sich zwanglos Schritt für Schritt eine solide Grundlage harmonischer Zusammenarbeit zwischen Mensch und Pferd aus der gegenseitiges Vertrauen und wachsendes Selbstvertrauen entstehen.

>INFO

The Gentle Touch – einfach und mit großer Wirkung

- *Die The Gentle Touch-Methode bietet ein Schritt-für-Schritt-Lernprogramm für Pferd und Mensch.*
- *Beide lernen miteinander und voneinander; die Methode bietet Hilfe zur Selbsthilfe.*
- *Sie können ohne Schulpferd lernen.*
- *Sie ist keine andere oder neue Reitweise, sondern aus alten, bewährten und anerkannten Ausbildungstechniken unterschiedlicher Reitkulturen entstanden und fasst sie in einem reitweisenübergreifenden Lern- und Ausbildungskonzept für Mensch und Pferd zusammen.*
- *Dabei werden die altbewährten Grundlagen guter Pferdeausbildung, einer sorgfältigen, methodischen Pferdeerziehung und einer zweckmäßigen, systematischen Pferdegymnastizierung in einer einfachen und leicht zu vermittelnden Methode zusammengefasst.*
- *Sie verdeutlicht den Unterschied zwischen gängigen Gewöhnungspraktiken und einer systematischen sorgfältigen Erziehung und verbindet beides. Dadurch wird ein deutlich verbessertes und kalkulierbareres Grundverhalten beim Pferd in Bezug auf Gelassenheit, Vertrauen und Kontrollierbarkeit erreicht.*
- *Sie fördert ein auf bewusstem und kontrolliertem Handeln begründetes Selbstbewusstsein im Umgang mit Pferden sowie ein verbessertes Situationsgefühl. Dadurch wird das harmonische Miteinander von Mensch und Pferd optimiert und die Sicherheit im Alltag erhöht.*
- *Sie hilft die Form von Autorität zu entwickeln, die ohne physischen Zwang auskommt und dennoch die Aufmerksamkeit des Pferdes erlangt und dessen motivierte, willige Mitarbeit zur Folge hat.*

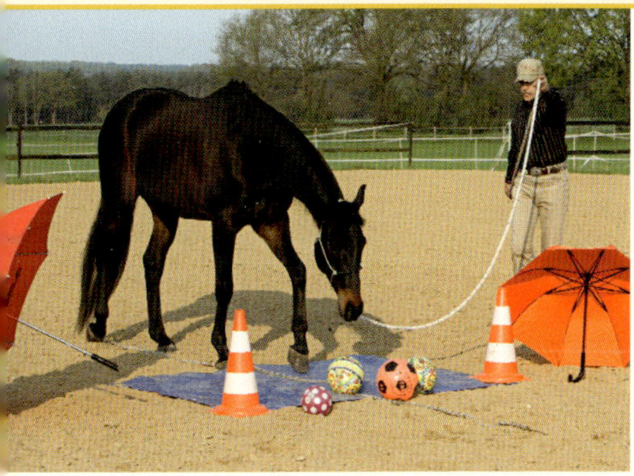

Zwischen Partnern macht das Lernen Spaß.

Als Ergebnis stellt sich die Losgelassenheit bei Pferd und Reiter ein, die für jegliche sinnvolle Gymnastizierung eines Pferdes notwendig ist. Damit kann der an der Westernreiterei orientierte Reiter ebenso gute Resultate erzielen, wie derjenige, der im Sinne der Deutschen Reitlehre reitet.

Mit den richtigen Übungen ans Ziel

Ein besonderer Schwerpunkt meiner Methode sind die durchdachten und strukturierten Hilfsübungen, bei denen häufig Hilfsmittel und Bodenhindernisse als Orientierungshilfe oder als gemeinsam zu lösende Aufgabe eingesetzt werden. Die Übungen sind so strukturiert, dass sie stets vom Einfachen zum Schwierigen leiten und sich zu komplexen Bewegungsabläufen zusammenfügen lassen.

Wenn Sie diese Übungen so korrekt wie möglich umsetzen, können Sie eingefahrene und unerwünschte Verhaltensmuster und Blockaden bei sich selbst und bei Ihrem Pferd Schritt für Schritt lösen und durch kontrolliertes, gefühlvolles, ausbalanciertes und feinmotorisches Bewegungsverhalten ersetzen. Sie lernen durch praktische Erfahrung die vier wichtigen Horsemanship-Tugenden: Ruhe, Angemessenheit, Konsequenz und Geduld.

Nach dem Grundsatz „Aus Bewährtem das Beste!“ sind traditionelle Ausbildungsinhalte auf Ihre Bedürfnisse abgestimmt und in einfachen Schritten zu einem effektiven Programm zusammengefügt. Die Übungen können ohne Weiteres mit bestehenden Trainingsprogrammen verknüpft werden, sie ergänzen oder auch begleiten.

Dabei gelten die Grundsätze „Vom Bekannten zum Unbekannten“ und „Vom Leichten zum Schwierigen“. Die Ausbildungsmethoden von The Gentle Touch vermitteln einen sanften, intelligenten und artgemäßen Umgang mit Pferden nach dem Prinzip der Leichtigkeit.

›INFO

Ruhe – Angemessenheit – Konsequenz – Geduld

Diese vier Horsemanship-Tugenden können nur durch praktische Erfahrungen erworben werden. Die aufeinander aufbauenden Übungen der The Gentle Touch-Bodenschule helfen Ihnen dabei.

Der Aufbau der Methode

Die Bodenschule ist in vier Bereiche aufgeteilt, die sich gegenseitig ergänzen und wechselwirkend erarbeitet werden können. Hier fließen Techniken artgemäßer Erziehung und Ausbildung mit Pferden aus verschiedenen Kulturkreisen zusammen zu einer Grundschule für Mensch und Pferd.

Mit dieser Basisausbildung haben Sie die Möglichkeit, sich ein umfassendes Wissen und praktische Fähigkeiten über die bedeutenden und bewährten Formen der Bodenarbeit anzueignen und auch korrekt anzuwenden. Damit möchte ich dem verbreiteten Trend zur Spezialisierung in der Reiter- und Pferdeausbildung entgegenwirken. Ich möchte Ihnen dabei helfen, Ihren Horizont zu erweitern und Ihre universelle Horsemanship zu vertiefen. Die Bodenschule fördert darüber hinaus die Harmonie und die Sicherheit im täglichen Umgang zwischen Ihnen und Ihrem Pferd, was auch dem Tierarzt oder Schmied zugute kommt.

Die gesamte The Gentle Touch-Methode ist thematisch in die beiden Bereiche Bodenschule und Reiten unterteilt. Die The Gentle Touch-Bodenschule versteht sich als allgemeine Ausbildungsbasis. Die Übungen unter dem Reiter bauen später darauf auf, dass das Pferd schon in der Bodenschule das Grundverständnis für reiterliche Einwirkungen entwickelt hat.

Die vier Bereiche der Bodenschule

Führtraining am kurzen Führseil

Beim Führtraining kommt es auf das Abstimmen der Bewegungen, eine feine Signalgebung und gutes Timing an. Sie lernen, Ihr Pferd nicht zu behindern, Ihre Hilfengebung zu ordnen und sich auch für Ihr Pferd verständlich zu verhalten. Sie entwickeln Ihr Gefühl für den direkten Kontakt zum Pferd.

Ihr Pferd lernt, auf feine Signale zu reagieren und auf geraden Linien, in Wendungen und in Tempo- und Gangartwechseln koordiniert, ausbalanciert und kontrolliert mitzuarbeiten. Es lernt, Ihren Individualbereich zu respektieren.

Arbeit am Leitseil mit Knotenhalfter

Die Arbeit am Leitseil dient dazu, Ihr „indirektes Gefühl", also das kontrollierte Zusammenwirken auf die Distanz hin, zu erarbeiten und zu verfeinern. Sie übernehmen die Leitfunktion in der Sozialpartnerschaft mit Ihrem Pferd.

Ihr Pferd lernt das Prinzip Freiheit in Grenzen und Ihren Leitanspruch zu respektieren. Es entwickelt Vertrauen in Ihre Handlungen und Selbstvertrauen.

Arbeit an der Hand mit Touchiergerte

Mit Hilfe der Arbeit an der Hand bereiten Sie sich und Ihr Pferd für eine feine Hilfengebung beim Reiten vor.

Sie lernen, gefühlvoll, feinmotorisch und angemessen Reize und Signale zu Hilfen zu kombinieren.

Ihr Pferd lernt, diese Hilfen zu verstehen, eine umfassende Körperkoordination und Bewegungen im dynamischen Gleichgewicht.

Desensibilisierung und Modifikation des Fluchtverhaltens

In sorgfältig gestalteten Erfahrungs- und Lernsituationen erarbeiten Sie und Ihr Pferd Grundlagen für eine kontrollierte Bewältigung von Schreck- oder Stresssituationen.

Sie lernen, Kontrolle auszuüben, ohne physischen Zwang anzuwenden.

Ihr Pferd lernt, ungewohnte oder Furcht einflößende Situationen unter Ihrer Anleitung selbstbewusst, zügig und kontrolliert zu bewältigen.

Alle Bereiche der Bodenschule greifen ineinander.

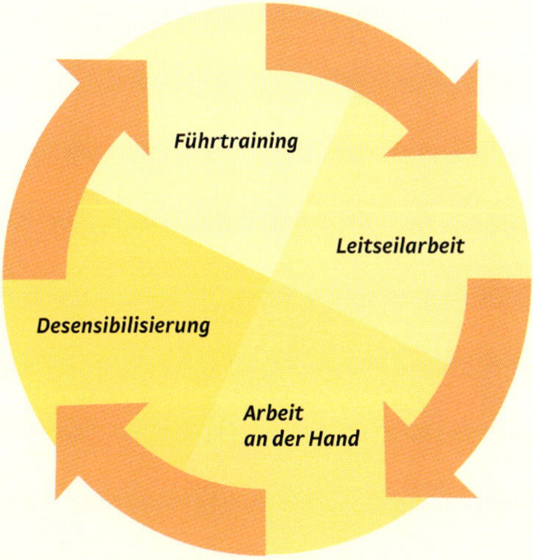

Warum Ihnen die Bodenschule das Leben leichter macht

- Durch die angeleitete oder selbstständige Bodenarbeit bekommen Sie Schritt für Schritt ein Bewusstsein für die Verhaltens- und Kommunikationsgrundlagen im Umgang mit Pferden generell und mit Ihrem Pferd insbesondere.
- Mit jedem einzelnen Pferd lernen Sie, sich auf die individuellen Unterschiede in Interieur und Exterieur einzustellen und ein Gefühl zu entwickeln.
- Sie lernen, angemessen zu agieren und zu reagieren.
- Sie erfahren praxisnah den Nutzen planvollen Handelns.
- Sie erwerben eine umfassende Kontrolle über Ihr Pferd vom Boden aus.
- Sie verbessern die Sicherheit im Umgang mit Ihrem Pferd und beim Reiten erheblich.
- Sie lernen gezielt und methodisch praktische und sichere Techniken, um sich selbst und Ihr Pferd für die Teilnahme an der Gelassenheitsprüfung der FN vorzubereiten.

Warum es Ihr Pferd mit der Bodenschule leichter hat

- Ihr Pferd respektiert den Individualbereich des Menschen,
- lässt sich willig führen,
- steht ruhig am Anbinde-/Putzplatz,
- lässt sich willig auf- und abzäumen und satteln,

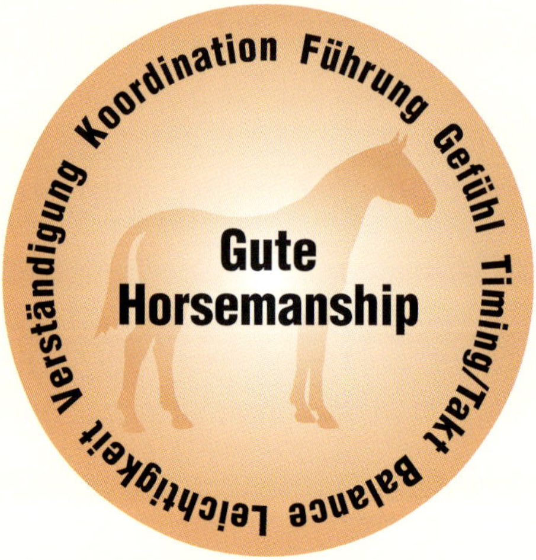

Die sieben Voraussetzungen für gute Horsemanship können Sie nach und nach mit der Bodenschule unter Anleitung oder autodidaktisch erwerben und vertiefen.

- lässt sich willig verladen,
- verhält sich kooperativ bei Hufschmied und Tierarzt,
- ist im Falle des Erschreckens mit geringstem Kraftaufwand im Kontrollrahmen zu halten,
- lässt sich an der Hand und am langen Leitseil ohne Krafteinwirkung präzise kontrolliert leiten und kontrollieren,
- verhält sich auch in ungewohnten Situationen gelassen, brav und aufmerksam.

Die Bodenschule als Grundlage guten Reitens

In allen Übungen der vier Themenkreise der The Gentle Touch-Bodenschule können Sie schon vom Boden aus Verständnis, Bewusstsein und Gefühl für die Verhaltenseigenschaften eines Pferdes entwickeln, die in den sechs Begriffen der FN-Ausbildungsskala zusammengefasst sind und ein gut ausgebildetes Reitpferd auszeichnen. Mit den Übungen schaffen Sie beste Voraussetzungen, um die Punkte der Ausbildungsskala zu erreichen.

Die sechs Punkte der FN – die Ausbildungsskala und ihre Voraussetzungen

- **Losgelassenheit:** Entspannung, Vertrauen, Verständnis, Gelassenheit;
- **Takt:** Regelmäßigkeit, Fleiß, Liniengefühl und Gleichgewicht;
- **Anlehnung:** vertrauensvolle Kontaktpflege, Verständnis für Zäumungseinwirkung;
- **Schwung:** williger Fleiß, Impulsion;
- **Geraderichten:** Lockerheit, wechselwirkende Längsbiegung, Linienverständnis;
- **Versammlung:** Balance und Koordination, Verständnis für vortreibende und verwahrende Hilfen, Vertrauen.

Das Pferd wird mit den Übungen auf seine späteren Aufgaben als Reitpferd vorbereitet. Für alle sechs Punkte im Sinne der Skala der Ausbildung werden bereits hier die Grundlagen geschaffen.

Die The Gentle Touch-Bodenschule ist als reitweisenübergreifende Vorbereitung von Reiter und Pferd für eine pferdegerechte gymnastizierende Ausbildung unter dem Sattel gedacht.

Führtraining am kurzen Führseil

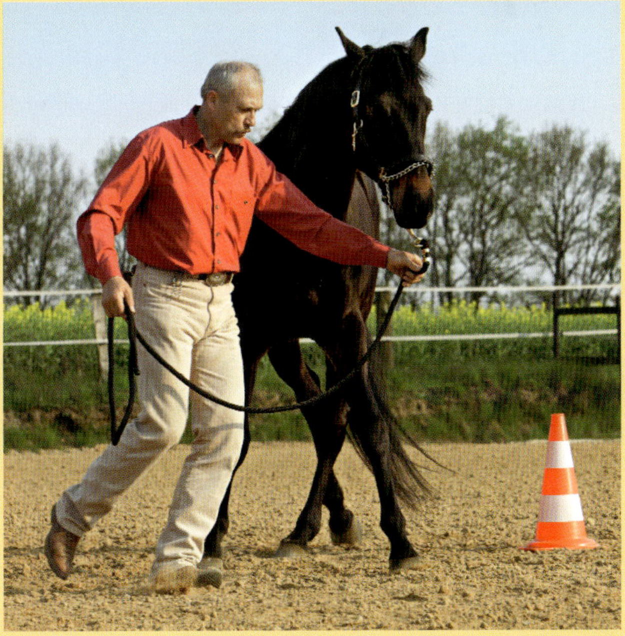

Richtiges Führen – die Grundvoraussetzung

Das Führen eines Pferdes gehört zum täglichen Umgang und beginnt meistens schon im Fohlenalter. Alle Pferde, die in Menschengesellschaft aufwachsen, lernen mehr oder weniger ganz nebenbei, geführt zu werden. Dabei entwickelt sich je nach Charakter, Rahmenbedingungen und zufälligen Ereignissen recht unterschiedliches Verhalten.

Wozu ist es also sinnvoll, diesen alltäglichen Vorgang zum Thema einer Übungsreihe zu machen? Die Erfahrung zeigt, dass sich gerade hier viele Verhaltensmuster bei Mensch und Pferd einschleichen, die durchaus negative Auswirkungen auf das harmonische Miteinander, auf die Sicherheit und sogar auf das Verhalten unter dem Sattel haben.

Da die meisten Menschen fast ausschließlich auf der linken Seite führen, verstärkt sich die natürliche Schiefe des Pferdes. Ist es von Natur links hohl, so wird diese Tendenz deutlicher. Ist es von Natur aus rechts hohl, neigt es dazu, sich zu verwerfen. Es gewöhnt sich an, beim Verlangsamen oder Anhalten jeweils mit dem rechten Hinterbein nach außen aus der Spur zu treten.

Harmonischer Alltag will gelernt werden.

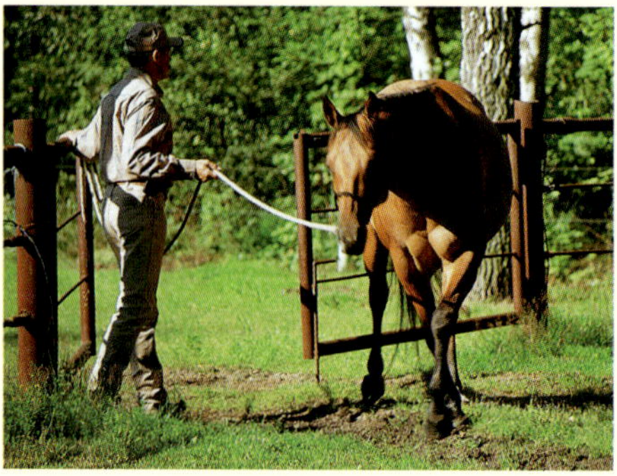

Da schon Fohlen stärker sind als Menschen, lernen viele Pferde früh, dass sie ihre Körperkraft gegen unsere erfolgreich einsetzen können und machen davon immer wieder Gebrauch. Besonders auf Zug am Führstrick reagieren viele Pferde mit Muskelanspannung und -versteifung im Hals. Diese Reflexe erschweren es bei der Reitpferdeausbildung, eine weiche und vertrauensvolle Reaktion auf das Gebiss zu erreichen und die in der Reitlehre gewünschte, weich federnde Anlehnung. Unbewusst weichen viele Pferdebesitzer ihrem Pferd beim Führen in entscheidenden Situationen aus, um nicht weggestoßen oder eingequetscht zu werden.

Das Pferd lernt so, den Individualbereich des Menschen zu missachten. Es schließt daraus zwangsläufig, es sei in der Rangordnung höhergestellt, da in der Herde stets rangniedere Pferde den ranghöheren ausweichen. Hier entsteht zudem ein zweites Missverständnis: Weil das Pferd dem Menschen beim Führen häufig nachläuft, glaubt der, er sei dadurch automatisch in einer ranghöheren Position. Sein Pferd sieht das etwas anders; es lässt dem Menschen zeitweilig den Vortritt und besonders in unsicheren

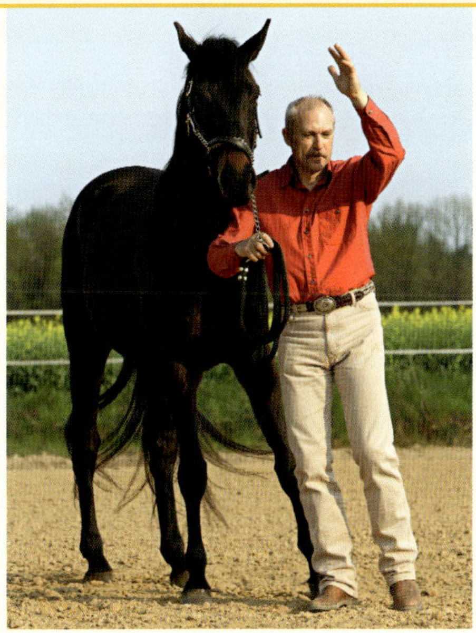

Oft wird versucht, Pferde mit Einschüchterung und Kraft zu leiten, es geht aber auch anders.

Situationen fühlt es sich sicherer, wenn der Mensch sich vor ihm der Gefahr aussetzt. Es folgt erst dann in seinen Fußstapfen, wenn es das Gefühl der Sicherheit hat. Es betrachtet den Menschen sozusagen als Testperson, ohne seine Leitfunktion wirklich anzuerkennen. Dies sind nur einige Beispiele dafür, wie sehr sich unbedachtes Verhalten beim Führen sowohl beim Menschen als auch beim Pferd zu Verhaltensmustern festigen, die die Harmonie verhindern oder gar zu Verletzungen führen.

Durch ein methodisch aufgebautes Führtraining können solche Verhaltensmuster auch noch nachträglich bei Ihnen und Ihrem Pferd korrigiert werden. Besser ist es natürlich, schon in der Grundausbildung gute Manieren mit den geeigneten Übungen von Anfang an zu pflegen.

Ein guter Anfang

Dieser grundlegende Themenbereich hat sich in der The Gentle Touch-Methode als ideales Einstiegsthema in die Bodenarbeit bewährt, bevor man die übrigen Übungsbereiche der Bodenschule umsetzt. Interaktion über Körperkontakt und Körperpositionierung auf kurze Distanz stehen im Mittelpunkt dieses Ausbildungsbereiches, der hauptsächlich aus ruhiger Schrittarbeit besteht.

Mit den Übungen des Führtrainings können Sie vor allem Ihr direktes Gefühl im Umgang mit dem Pferd schulen. Doch es genügt nicht, hin und wieder etwas Führtraining zu machen. Sie sollten sich Zeit nehmen, damit es Ihnen in Fleisch und Blut übergeht, sodass Sie es im täglichen Umgang mit Ihrem Pferd ganz selbstverständlich anwenden können.

›INFO

Das richtige Feeling

Beim Führtraining wird Ihr direktes Gefühl geschult, denn Sie beziehen direkt neben Ihrem Pferd Position. Im direkten Körperkontakt am Halfter präzisieren Sie Ihren Anspruch auf Ihren Individualbereich, gleichzeitig entwickeln Sie ein Gefühl für den Individualbereich Ihres Pferdes und gewöhnen sich an, diesen ebenfalls zur gegebenen Zeit zu beachten und zu respektieren.

So geht's

Üben Sie zunächst am besten auf geraden Linien an der Bande oder an der Reitbahneinzäunung. Später wird dann auf gerader Linienführung mit Wendungen um zwei Pylonen und auf Kreisen gearbeitet. Beginnen Sie, indem Sie das Pferd wie gewohnt von der linken Seite aus Pferdesicht führen. Begeben Sie sich nicht zwischen Bande und Pferd. Das Führseil wird mit der rechten Hand etwa 10 bis 20 Zentimeter mit Daumen und Zeigefinger unterhalb des Pferdekinns gefasst. Benutzen Sie bewusst Ihren ganzen Körper und nicht nur das Leitseil, um Signale zu geben. Übertreiben Sie die Körpergestik nicht, weniger ist mehr. Ihre Körperhaltung, besonders die Position von Schultern und Becken, wird als Verständigungsmittel eingesetzt.

Bei allen Einwirkungen beachten Sie das Ampelprinzip in drei Schritten: Stellen Sie vom leicht durchhängenden Führseil zunächst bei „Eins" einen leichten Kontakt zum Halfter her, bei „Zwei" übermitteln Sie einen leichten Impuls bzw. Druck, dem das Pferd nachgeben soll, bei „Drei" wiederholen Sie ihn gegebenenfalls verstärkt. Dabei achten Sie auf gefühlvolle, weiche und gleichmäßige Bewegungen. Sie verständigen sich mit Berührungen und Drucksignalen am Kopf bzw. Körper des Pferdes. Geben Sie sie so, dass es sie immer besser versteht und sich kontrolliert lenken und leiten lässt.

Locker, entspannt und gleichmäßig gebogen

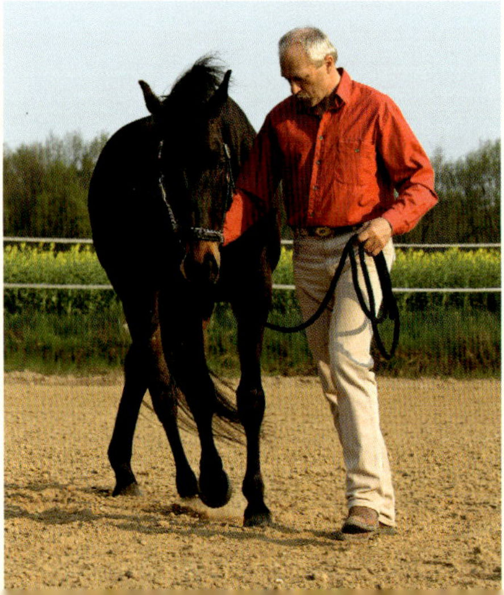

>INFO

Das Ampelprinzip

Grün-Phase: *Seil oder Zügel lose durchhängend*
Gelb-Phase: *weiche Kontaktaufnahme/Ankündigung*
Rot-Phase: *Kontaktimpulse in steigernder Intensität*

Wenn Sie bei allen Einwirkungen auf Ihr Pferd stets diesem Prinzip folgen, so überrumpeln Sie es niemals. Sie gewinnen seine Aufmerksamkeit und es bleibt ihm genug Zeit, um Ihre Einwirkungen/Signale zu interpretieren und dann angemessen umzusetzen. Damit wächst sein Verständnis für die Bedeutung von Hilfen und Signalen, sein Vertrauen in Ihre freundlich/höfliche Kontaktpflege wächst und es beginnt motiviert und locker mitzuarbeiten.

Ihr Gefühl für den Individualbereich des Pferdes wird geschult, das Pferd lernt Ihren Individualbereich kennen und respektieren. Durch gleichmäßige Bewegungen und richtiges Timing Ihrer Signale lernen Sie nach und nach auf die Körperhaltung und die Beinbewegungen des Pferdes systematisch Einfluss zu nehmen und hierdurch immer besser Kontrolle über seine Bewegungen zu bekommen.

Beachten Sie bei allen Übungen Ihre individuelle Mensch/Pferd-Situation und Ihre bisherigen Gewohnheiten. Das Ändern von Gewohnheiten ist immer ein schwieriger Prozess, bei dem Rückfälle und scheinbare Rückschritte normal sind.

Als Ergebnis Ihrer Übungen entwickeln Sie ein besseres Körperbewusstsein und können feinmotorischer einwirken. Ihr Pferd bewegt sich im Rahmen der Übungsfolgen koordinierter, seine Balance, seine Aufmerksamkeit und willige Mitarbeitsbereitschaft entwickeln sich. Immer feinere Signale sollten ausreichen, die gewünschten Reaktionen zu erreichen. Das Pferd lernt grundlegende Bewegungsabläufe wie Antreten, Beschleunigen, Anhalten, Wenden und Rückwärtsrichten auf feine Signalgebung hin und ohne dass Sie Körperkraft einsetzen müssen. Das motiviert das Pferd und beschert Ihnen willige Mitarbeit.

›INFO

So nicht!
Wer so am Führseil zieht, der löst beim Pferd reflexiv Verspannung und Widerstand aus!

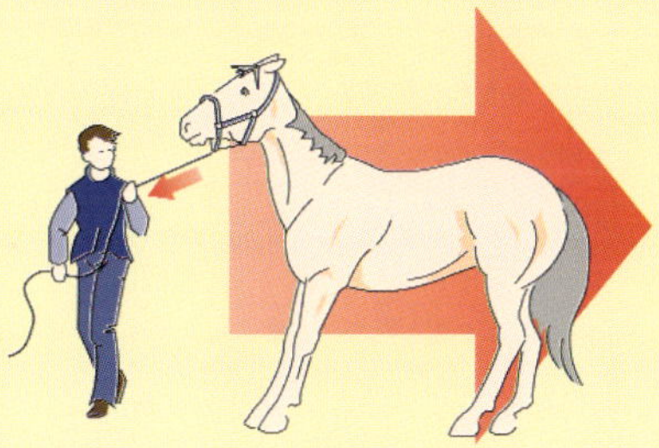

Aus Sicht des Pferdes ist es sinnvoll, sich um die Pylonen als optische Bezugspunkte herum zu biegen.

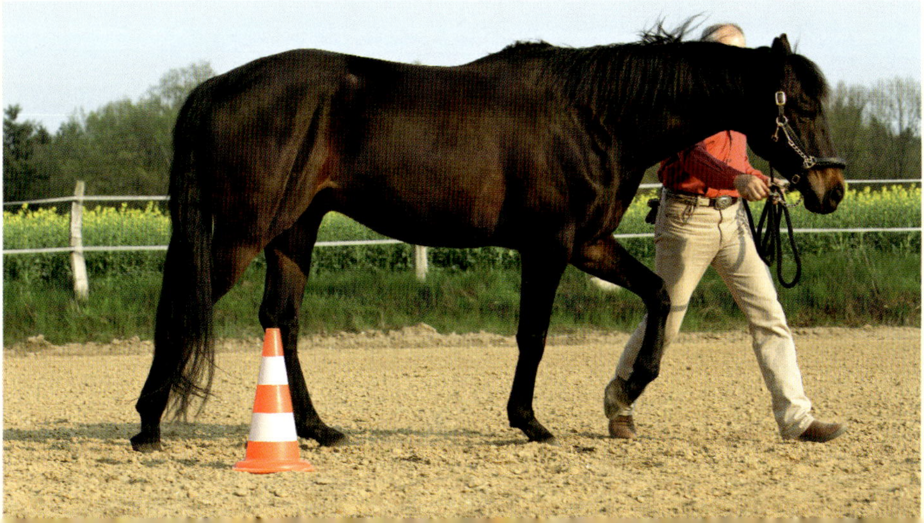

>TIPP

Schlüssel zur Leichtigkeit

1. *Ziehen Sie beim Führtraining das Pferd nicht mit Kraft.*
2. *Vermeiden Sie jede Art von Hektik oder Grobheit.*
3. *Bemühen Sie sich um gutes Timing und angemessene Dosierung mit Gefühl.*
4. *Geben Sie Ihrem Pferd Rückmeldungen! Belohnen Sie jeden Ansatz von Verständnis, Kooperationsbereitschaft und Mitarbeit des Pferdes mit kurzzeitigem Nachgeben und eventuell einem Lob mit der Stimme.*
5. *Nutzen Sie die Position Ihres Körpers, Ihre Schultern und das Becken als Verständigungsmittel bewusst und systematisch.*

Ziele des Führtrainings auf einen Blick

Sie lernen

> den korrekten und angemessenen Gebrauch von Hilfsmitteln,
> zweckmäßige und sichere Gestaltung von Lernübungen,
> beim Führen ohne Gewalt, angemessen, geordnet, verständlich und kontrolliert zu handeln,
> das Gefühl und das Bewusstsein für direkten Körperkontakt als Mittel einer eindeutigen Verständigung,
> zwanglos und freundlich die Sozialpartnerschaft mit Ihrem Pferd zu verbessern,
> eine Leit- und Führungsrolle zu übernehmen,
> die Grundlage, um Respekt und Vertrauen des Pferdes zu erwerben.

Ihr Pferd lernt

> dass Sie sich mit Signalen verständlich machen und Ihrem Willen Ausdruck verleihen,
> wann und wo es sich bewegen soll oder wann es anhalten und stillstehen soll,
> einzelne Körperteile gezielt zu bewegen sowie Tempoveränderungen und Gangartwechsel zwischen Schritt und Trab kontrolliert an der Hand durchzuführen,
> motivierter mitzuarbeiten,
> sich loszulassen,
> seine linke und rechte Seite gleichmäßiger einzusetzen,
> Ihren Individualbereich zu respektieren.

Trainingsvoraussetzungen

Ausrüstung

Stallhalfter (gut passend oder am Nasenteil verschnallbar), Führseil mit Karabinerhaken (ohne Panikhaken, etwa zweieinhalb bis drei Meter lang), Handschuhe, eventuell Sicherheitsschuhe, eventuell eine circa 120 Zentimeter lange Gerte; eventuell Führkette oder Einlegeseil (75 bis 80 Zentimeter), bei beschlagenem Pferd Streifgamaschen vorn

Hilfsmittel

Pylonen, Bodenstangen

Übungsplatz

Eingezäunter Bereich, ebener Boden

Die Führkette wird nur zeitweilig eingesetzt.

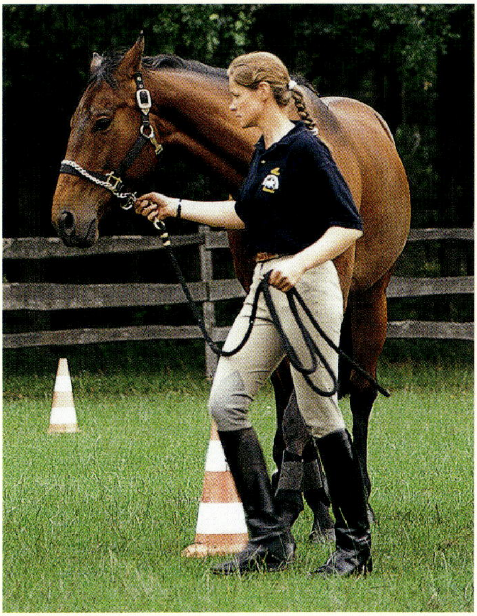

Zeitrahmen

Alle Übungen des Führtrainings sollten pro Trainingssequenz in der Regel nicht länger als 15 bis 20 Minuten dauern. Das gesamte Programm kann bei täglicher Arbeit in ein bis zwei Wochen erarbeitet und gefestigt werden. Vor allem ist es sinnvoll, beim täglichen Umgang mit dem Pferd die Prinzipien des Führtrainings anzuwenden und zu beachten.

Achtung, Sicherheit!

Ist bei einem Pferd mit sehr ungeregeltem Verhalten zu rechnen, so ist es ratsam, Handschuhe und eventuell Sicherheitsschuhe zu tragen. Das Führseil sollte nicht kürzer als zweieinhalb Meter sein und keinen Panikhaken, sondern einen Karabinerhaken haben. Es wird stets so geordnet mit der nicht führenden Hand getragen, dass Sie nicht versehentlich hineintreten können oder dass sich die Schlaufen um Ihre Hand zusammenziehen. Dieser Arm wird leicht gewinkelt getragen. Das Führseil kann entweder in Achterschlaufen oder geordneten Rundschlaufen mit etwa 30 Zentimetern Durchmesser zusammengelegt werden. Das Halfter muss gut passen. Ideal sind Halfter, deren Nasenteil eingestellt werden kann. Bei mehreren Pferden in der Reitbahn sind die Sicherheitsabstände zu beachten. Pferde mit sehr ungeregeltem Verhalten sollten Sie einzeln arbeiten.

Der Trainings-Tipp für das Führtraining

Am Anfang werden Ihnen die Übungen nicht flüssig gelingen. Ihr Pferd wird noch etwas unaufmerksam, steif und ungeregelt reagieren, erwarten Sie nicht zu viel. Solange sich von Übung zu Übung kleine Fortschritte erzielen lassen, sind Sie auf einem guten Weg. Versuchen Sie von Anfang an, Ihr Gefühl für den Schrittrhythmus Ihres Pferdes zu entwickeln, indem Sie auf die Schwebe- bzw. Stützphasen einzelner Beine achten. Stimmen Sie Ihre Signalgebung auf die Schwebephase des jeweils in Bewegungsrichtung führenden Vorderbeins ab.

Variieren Sie möglichst bald einige Führübungen, Abwechslung ist wichtig. Arbeiten Sie in kurzen Reprisen mit Pausen dazwischen. Nutzen Sie diese, um die Reaktionen Ihres Pferdes zu analysieren und sich auf die nächste Übungsfolge zu konzentrieren.

Als Zeitrahmen für die Übungen gilt: Sie sollten nicht länger als circa 15 bis 20 Minuten pro Trainingssequenz dauern. Es ist sehr zu empfehlen, im täglichen Umgang stets kleine Führübungen einzubauen und dort auch auf eigenes korrektes Verhalten zu achten.

Sensibilisierung mit der Führkette

Sollte Ihr Pferd sich angewöhnt haben, Ihre Halftersignale zu ignorieren oder gar mit Kopfstößen oder „Ganzkörpereinsatz" versuchen, Ihnen zeitweilig das Führseil aus der Hand zu ziehen oder Sie gar hinter sich her zerren, dann ist der vorübergehende Einsatz eines Reizverstärkers am Halfter zur Korrektur dieses Verhaltens notwendig. Als Reizverstärkung wird eine Führkette von circa 75 Zentimetern Länge oder ein entsprechend langes Nylonseil von etwa einem Zentimeter Durchmesser durch die Halfterringe geführt und mit dem Führseil verbunden. Führseileinwirkungen wirken nun nicht mehr auf das Halfter selbst, sondern auf die Berührungspunkte: dort, wo der Reizverstärker punktuell am Kopf anliegt. Der Tast- und Hautsinn des Pferdes wird nun mit einem anderen „Reizprofil" und auch mit anderer Intensität angesprochen. Das Pferd entwickelt bei richtiger Anwendung ein neues Verhaltensmuster, das dann nach und nach auch ohne die Reizverstärkung nur noch mit dem Halfter abgerufen werden kann. Die Führkette gehört nicht zur alltäglichen Standardausrüstung beim Führtraining. Reizverstärkung muss stets angemessen und nur zeitweilig eingesetzt werden, damit der gewünschte positive Effekt eintritt. Verwenden Sie Reizverstärker unangemessen,

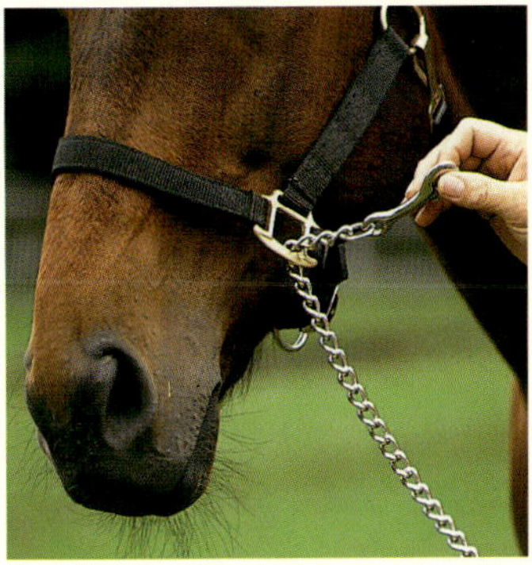

Die Führkette wird durch den Halfterring über den Nasenriemen gefädelt.

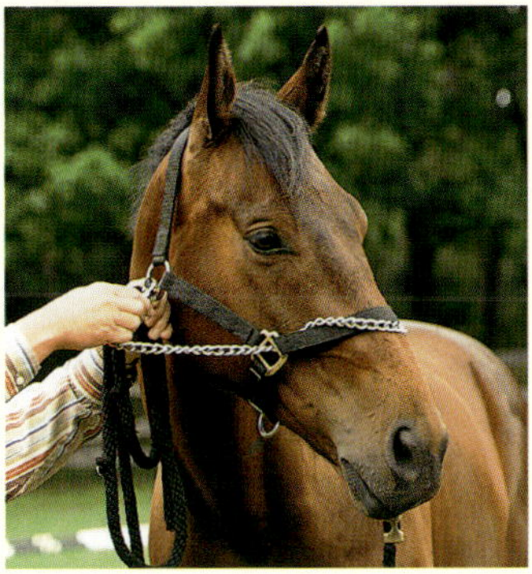

Dann wird der Karabiner am oberen Halfterring eingeschnallt.

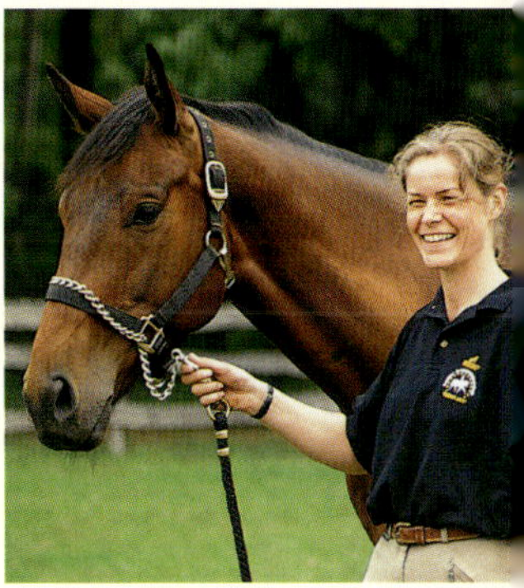

Jetzt kann's losgehen!

grob oder inkonsequent, so wird Ihr Pferd nur ein verstärktes Meide- oder Abwehrverhalten entwickeln. Verwenden Sie standardmäßig diese Hilfsmittel, stumpft Ihr Pferd sehr schnell auch gegen diese Reize ab. **Wenn Sie in der Verwendung solcher Mittel ungeübt oder unsicher sind, sollten Sie sich fachkundige Anleitung suchen**. Im Rahmen des Führtrainings wird in der The Gentle Touch-Methode Wert darauf gelegt, Reizverstärker behutsam und angemessen einzusetzen und sie nur so lange zu verwenden, bis eine Sensibilisierung für „Normalreize“ erreicht ist. Bei der Verwendung einer Führkette oder eines Einlegeseils sind unbedingt die folgenden Sicherheitsaspekte zu beachten:

1. Binden Sie Ihr Pferd niemals mit einer aktiv verschnallten Führkette oder Einlegeseil an.
2. Ziehen Sie die Führkette oder das Einlegeseil keinesfalls durch das Pferdemaul, auch wenn das in manchen Fachbüchern empfohlen wird.
3. Beachten Sie die individuelle Sensibilität des Pferdes; bei sehr empfindlichen Pferden sollten Sie nicht mit Führkette arbeiten.
4. Machen Sie das Pferd im Rahmen der Nachgiebigkeitsübungen im Stand mit der Wirkung der Führkette an den verschiedenen Kontaktbereichen vertraut (siehe Seite 38).
5. Verwenden Sie keine handelsüblichen Führketten mit einem nur einen Meter langen Nylonband mit Handschlaufe. Das Führband ist zu kurz, um genügend Führseil nachzugeben, wenn ein Pferd sich erschreckt, steigt, oder rückwärts läuft. Sie haben dann nur zwei Optionen, entweder Sie versuchen den Kontakt aufrechtzuerhalten, was zu Rucken oder unangemessenem Druckaufbau führt, oder Sie lassen das Seil los. Beide Möglichkeiten sind nicht zu empfehlen.

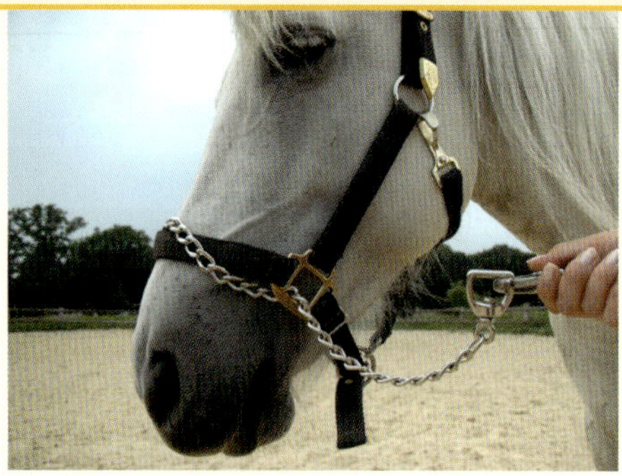

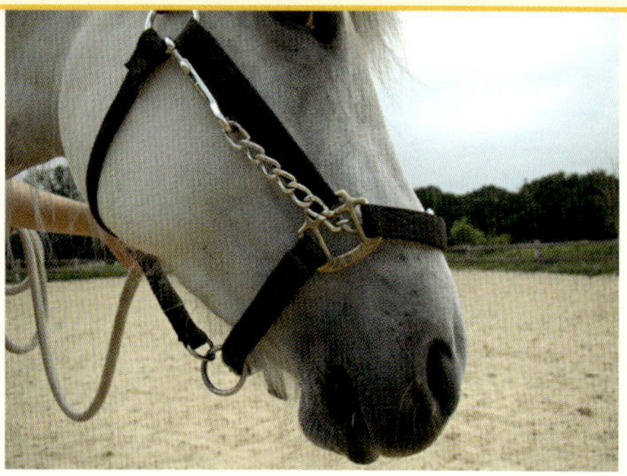

Verschnallungsmöglichkeiten der Führkette: *Über die Nase*

Der richtige Gebrauch der Führkette

Setzen Sie die Führkette nach dem Ampelprinzip (siehe Seite 30) mit einfühlsamen Impulsen ein:

Zunächst loser Kontakt, dann erfühlende Kontaktaufnahme und erst zuletzt aktiver Kontaktdruck (Impulse). Jede noch so geringe Form von nachgiebiger Reaktion des Pferdes auf aktiven Kontaktdruck belohnen Sie zu Anfang sofort mit Nachlassen des Kontaktdrucks (Bestärkung des gewünschten Verhaltens, Belohnung, Komfort-Erfahrung).

Nach und nach können Sie dann den Kontakt etwas länger aufrechterhalten und das Bewegungsverhalten so begleiten. Sie können die Führkette je nach beabsichtigter Wirkung unterschiedlich im Halfter einschnallen (siehe Fotos):

a. über den Nasenrücken gelegt
b. unter dem Kinn durchgezogen
c. um die Nase komplett herumgelegt

Die erste Variante hat „bremsende“ Wirkung und wird bei stürmischen Pferden angewandt, die zweite fördert die Vorwärtsbewegung und ist bei trägen Pferden sinnvoll, die dritte ist universell einsetzbar. Diese Form kann als Standardvariante bezeichnet werden und ist generell zu empfehlen.

Halten Sie das Führseil oder die Führkette gefühlvoll mit weichem Kontakt mit den Fingerspitzen von Daumen und Zeigefinger nach dem Prinzip der „offenen Hand“ (siehe Seite 18). Setzen Sie die

Unter dem Kinn (Ansicht von links)

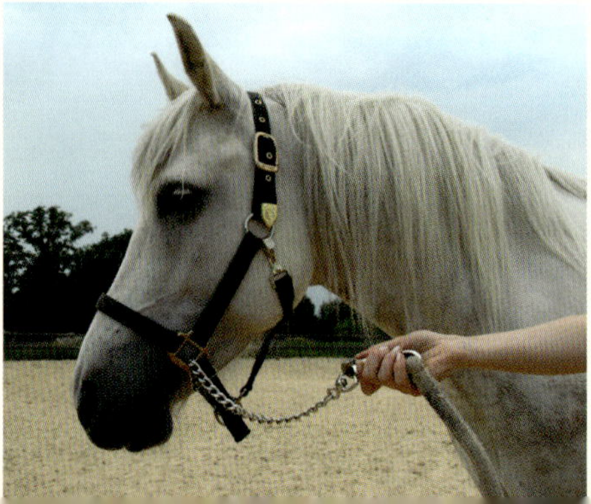

Unter dem Kinn (Ansicht von rechts)

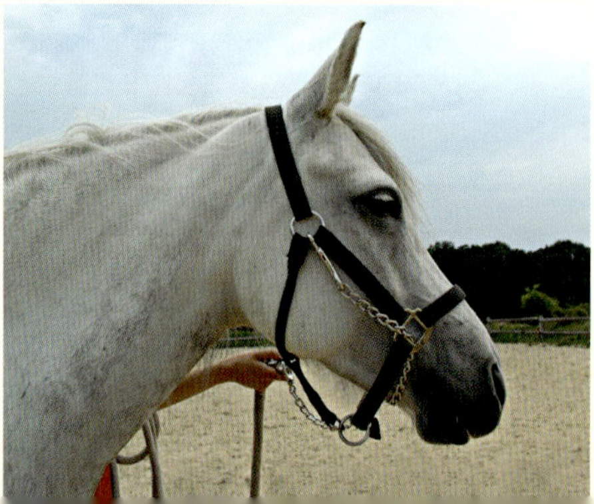

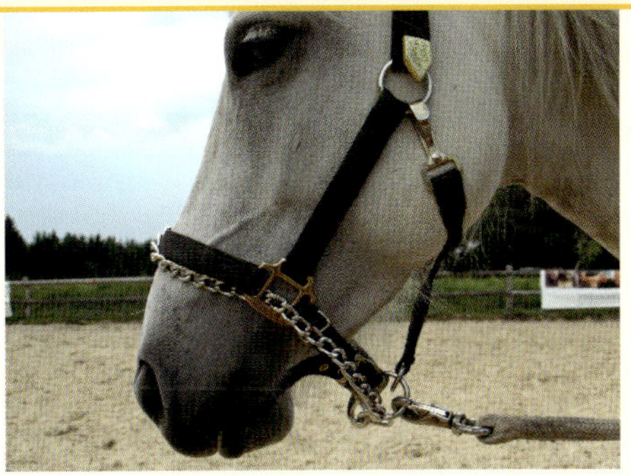

Um die Nase herum passiv verschnallt

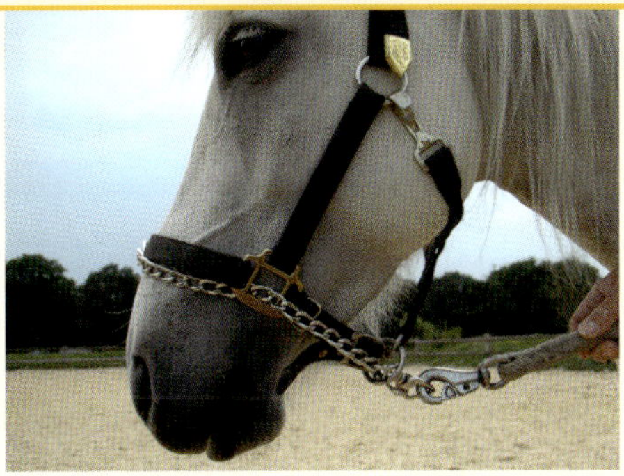

Um die Nase herum aktiv verschnallt

Führkette niemals als Strafmaßnahme ein. Ersetzen Sie die Führkette bei einem sehr empfindlichen, aber dennoch gegenüber dem Halfter abgestumpften Pferd durch ein dünnes, circa einen Zentimeter dickes Signalseil.

Nach ersten Übungen von der gewohnten (linken) Seite arbeiten Sie wechselweise von beiden Seiten mit entsprechend eingelegter Führkette.

Ob und wie lange Sie die Führkette im praktischen Führtraining einsetzen, sollten Sie stets im Einzelfall entscheiden. Die Führkette wird in der Regel nur zeitweilig zur Sensibilisierung eingesetzt.

›INFO

Sicherheitsaspekte Führkette

Der Gebrauch der Führkette ist gängige Praxis in Reiterkreisen. Nur eine einfühlsame, angemessene und sorgfältige Handhabung als zeitweiliger Reizverstärker im Rahmen eines Lernprogramms gewährleistet eine sichere, tierschutz- und pferdegerechte Anwendung. Binden Sie ein Pferd nie mit aktiv eingeschnallter Führkette an! Ziehen Sie bei aktiver Führkette nie dauerhaft, rücken oder zerren Sie nicht grob daran!

Einsatz der Gerte zu Sensibilisierung

Gehört Ihr Pferd zu den etwas behäbigen, phlegmatischen Typen lässt es sich gern hinterherziehen und ist schwer im Tempo zu aktivieren, dann kann es hilfreich sein, zeitweilig eine lange Gerte zu verwenden. Die Gerte gehört aber nicht zur alltäglichen Standardausrüstung für das Führtraining, sonst gewöhnt sich Ihr Pferd zu sehr daran, nur mit Gerteneinsatz das gewünschten Verhalten zu zeigen. Wenn Sie mit Gertenimpulsen einwirken, dann sollten Sie stets die Halfter- und Körpersignale vorschalten. Das Ziel des Gerteneinsatzes ist eine vorübergehende Reizverstärkung, um danach hierauf verzichten zu können.

Übung 1: Nachgiebigkeit im Stand

In dieser Übung lernt Ihr Pferd die Signal-Wirkung des Halfters und im Bedarfsfall auch der Führkette kennen, Sie bringen ihm bei, auf minimalen Druckkontakt mit Muskelentspannung und Nachgiebigkeit zu reagieren.

Sie lernen

> dosierte Impulse zu geben,
> das richtige Timing zu finden,
> belohnend nachzugeben.

Ihr Pferd lernt

> das Prinzip Druck und Nachgiebigkeit,
> Muskeln zu entspannen,
> den Kopf zu senken.

Mit Druckimpulsen zur lockeren Halsmuskulatur

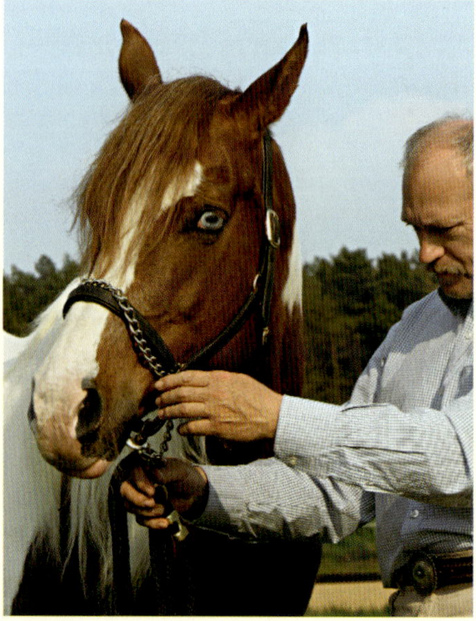

So geht's

Damit es seinen Kopf senkt, stellen Sie sich vor Ihr Pferd. Mit leichtem Intervall-Zupfen am Leitseil wirken Sie behutsam ein. Benutzen Sie eine Führkette, so verläuft sie über den Nasenrücken. Führen Sie die Impulse abwärts-rückwärts aus. Entspannt sich Ihr Pferd erstmalig im Genick und gibt nach oder senkt den Kopf etwas, hören Sie sofort auf einzuwirken. Wiederholen Sie die Übung, bis es den Kopf etwa bis auf die Höhe der Karpalgelenke absenkt. Lassen Sie es den Kopf wieder in „Normalposition" nehmen und regen Sie es durch gerade rückwärts geführte Impulse an, im Genick zu flexen. Es genügt, wenn es mit einer Nickbewegung mit der Nasenlinie leicht hinter die Senkrechte nachgibt.

Um es zur seitlichen Nachgiebigkeit zu animieren, stellen Sie sich neben seinen Hals in Führposition und bauen etwas seitlichen Intervall-Druck mit dem Nasenteil des Halfters oder der Führkette auf (siehe Foto links). Das Pferd soll den Hals von Ihnen weg seitlich biegen und dabei ruhig stehen bleiben. Bewegt es sich seitlich, halten Sie leichten Dauerkontakt, bis es stehen bleibt und den Hals biegt. Nur mit behutsamer Dosierung der Druckimpulse ist das Ziel zu erreichen. Sobald es ansatzweise richtig reagiert und nur den Kopf seitlich vom Druck weg bewegt, lassen Sie sofort locker.

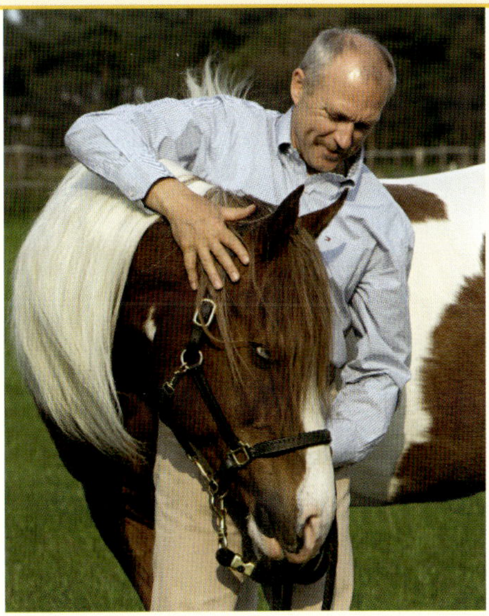

Mit dieser Vertrauensübung lernt das Pferd auch, den Kopf zu senken und den Hals zu biegen.

Durch Wiederholungen regen Sie es nach und nach an, den Kopf auf horizontaler Ebene bis etwa 90 Grad rechtwinklig zu biegen. Beginnen Sie auf der nachgiebigen Seite und setzen Sie die Übung auf der steifen Seite fort. Als letzte Übungsvariante lassen Sie Ihr Pferd in Ihre Richtung nachgeben und den Kopf und Hals um Sie herum beugen (Foto oben). Dazu legen Sie eine Hand auf das Genick oder etwas darüber auf die äußere Kopf- bzw. Halsseite. Mit leichtem Zupfen am Halfter veranlassen Sie es, den Hals in Ihre Richtung zu biegen und um Sie herum zu beugen. Versuchen Sie nicht, die Reaktion mit Gewalt zu forcieren. Besetzen Sie Druckpunkte, begrenzen Sie und warten Sie darauf, dass Ihr Pferd von sich aus fühlbar Muskeln entspannt und sich in die gewünschte Richtung biegt oder den Kopf sinken lässt. Diese Übung wird bei der Leitseilarbeit wieder aufgegriffen (siehe Seite 65 ff.). Sie erreichen drei wichtige Effekte mit dieser Übungsreihe: Ihr Pferd beginnt den punktuellen Kontaktdruck zu verstehen, entspannt sich und lässt sich widerstandslos in der Körperhaltung im Bereich der Frontmuskulatur strecken und formen. Gelingen diese Übungen problemlos, können Sie mit der nächsten Übungsreihe beginnen.

Übung 2: Einwirkung in der Bewegung

Nun wollen Sie Ihrem Pferd die Bedeutung von Signalen in Bezug auf seine Positionierung und Bewegung im Schritt vermitteln. In den folgenden Übungen lernen Sie, Ihr Pferd in der Bewegung zu koordinieren. Durch Wiederholungsübungen wird eine Verknüpfung von Stimm-, Körper- und Kontaktsignalen mit den gewünschten Reaktionen hergestellt.

Sie lernen

- Körper-/Berührungssignale zu geben und Bewegungen zu kontrollieren,
- Individualabstände zu beachten.

Ihr Pferd lernt

- Körper-/Berührungssignale verstehen und mit Bewegungen zu verknüpfen,
- Ihren Individualbereich zu beachten.

Übung 2 a: Antreten lassen

Für die erste Übung stellen Sie sich auf Höhe der Halsmitte links vom Pferd auf, die Führkette ist gegebenenfalls unter dem Kinn platziert. Schnalzen Sie ruhig und akzentuiert, geben Sie mit der vorgehenden Führhand leichte Impulse gerade vorwärts und bewegen Sie den Oberkörper langsam vor, ohne schon einen Schritt zu machen (siehe Foto). Halten Sie das Ende der Führkette bzw. das Führseil unter dem Pferdekinn mit etwa 15 Zentimetern Abstand mit Daumen und Zeigefinger, das Seilende sollten Sie geordnet in regelmäßigen Schlaufen mit etwa 30 Zentimetern Durchmesser in der rechten Hand halten. Erst wenn Ihr Pferd das erste Bein hebt, setzen Sie sich im gleichen Tempo in Bewegung. Mit vorwärtsweisenden Impulsen am Führseil wirken Sie immer dann ein, wenn das Pferd anhalten möchte. Führen Sie es auf einer geraden Linie vorwärts und später auf einem großen Zirkel rechtsherum. Wenn es auf der rechten Hand flüssigen Schritt geht, wechseln Sie die Seite. Schnallen Sie nun die Führkette auf der anderen Seite ein. Sie stehen nun rechts vom Pferd, und geben alle Einwirkungen seitenverkehrt, was meist für beide ungewohnt ist. Es wird also einige Irritationen geben, und das Führen verläuft zunächst nur stockend. Geben Sie sich und Ihrem Pferd einige Tage Zeit, dies zu lernen.

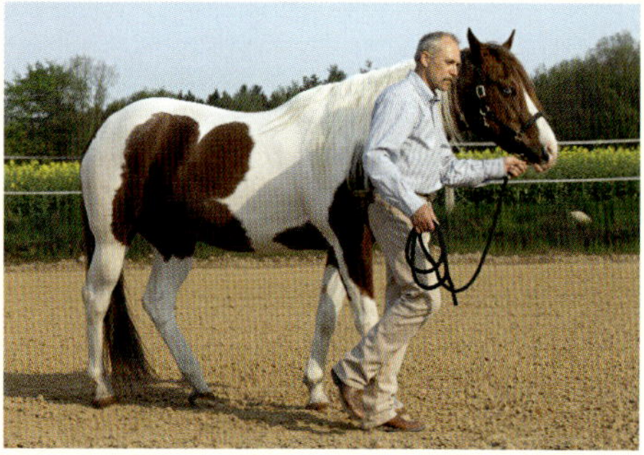

Um das Pferd in Bewegung zu setzen, schnalzt man und gibt leichte Impulse gerade nach vorn.

Übung 2 b: Anhalten

Um Ihre Kontrolle beim Führen und die Verständigungsgrundlage weiterzuentwickeln, üben Sie als Nächstes das geregelte, gefühlvolle und möglichst gerade, also spurtreue Anhalten.

Falls Sie dazu die Führkette benötigen, wird diese über den Nasenrücken verschnallt. Ihr Ziel ist es, aus dem Schritt heraus Ihr Pferd zu veranlassen, dynamisch und ohne Verspannung oder Verkrampfung anzuhalten. Dabei soll es in seiner Spur bleiben. Um das zu erreichen, betrachten Sie das Anhalten zunächst als einen Prozess, der sich über einige Schritte hinziehen kann und der nicht sofort perfekt gelingt.

Beginnen Sie mit Impulsen horizontal gerade rückwärts in Richtung Pferdebrust, während Sie neben Ihrem Pferd im gleichen Tempo gehen. Die Führhand hält das Führseil ca. eine Handbreit unter dem Haken. Sollte Ihr Pferd seitlich zu Ihnen hin von der geraden Linie abweichen, ändern Sie die Impulsrichtung unter dem Pferdehals in Richtung des äußeren Buggelenks. Sobald das Pferd langsamer geht, werden die rückwärts wirkenden Impulse für einen Moment ausgesetzt und dann wiederholt. Zusätzlich geben Sie nun ein stimmliches Haltesignal (Hoooooo). Dieses Stimmsignal soll nicht den Charakter eines Kommandos oder Befehls haben, sondern Ihre Hilfen begleiten. Nach und nach verstärken Sie die rückwärts wirkenden Impulse etwas, bis das Pferd anhält. Sofort bleiben Sie auch stehen, setzen die Impulse und den Kontakt aus und loben Ihr Pferd. Zur Wiederholung lassen Sie es mehrere Schritte weitergehen.

Weil nun die Führkette über der Nase liegt, sollten Sie darauf achten, keinen zu starken Druck auszuüben, da der ja rückwärts wirken würde. Dies stünde im Gegensatz zu Ihrer Aufforderung anzutreten und vorwärtszugehen. Es ist also wichtig, dass das Anführen auf Stimmsignal und Körperpositionierung bereits mit geringstem Kontakt am Halfter möglich ist.

>TIPP

Üben mit Abwechslung

Die Anhalte-Übungen sollten Sie nur wenige Male wiederholen, um das Pferd nicht zu demotivieren. Verknüpfen Sie stattdessen die Halte-Übungen mit anderen Führübungen und wiederholen Sie sie pro Übungsstunde nicht zu oft. Erst mit der Zeit legen Sie immer mehr Wert auf eine präzise und prompte Ausführung.

Übung 2 c: Rückwärtsrichten

Nachdem Ihr Pferd das Anhalten verstanden hat, fordern Sie es aus dem Halt mit Impulsen und einem kurzen stimmlichen Rückwärtssignal zum Rückwärtsgehen auf. Zunächst verlangen Sie nur einen Schritt, den Sie durch sofortiges Nachgeben und Loben belohnen. Die Übung kann nach und nach bis zu ein bis zwei Pferdelängen rückwärts weiterentwickelt werden. Verlässt Ihr Pferd die gerade Linie, tolerieren Sie das zunächst. Sobald es aber grundsätzlich willig rückwärts geht, wirken Sie durch Ihre Handpositionierung und Einwirkungen mit der Führkette oder dem Seil auf ein gerades und taktmäßiges Rückwärts (Zweitakt) in Reprisen ein.

Übung 3: Wendungen

Damit Ihr Pferd lernt, eine Verknüpfung der Kontaktdruck-Signale mit einzelnen Beinreaktionen herzustellen, bieten sich Wendungen an.

Sie lernen

- die Signale zeitlich genau auf die Schwebephase des führenden Vorderbeins abzustimmen.

Ihr Pferd lernt

- auf leichte Signale hin zu wenden,
- Ihnen zu weichen,
- sich zu biegen,
- fleißig zu gehen.

So geht's

Stellen Sie sich zwei Pylonen im Abstand von etwa 15 Metern auf. Auf geraden Parallellinien führen Sie nun Ihr Pferd von einem Pylon zum nächsten und lassen es jeweils um den Pylon in einem Bogen von Ihnen weg wenden. Zunächst gehen Sie auf der linken Seite und wenden Ihr Pferd jeweils nach rechts. Bemessen Sie den Abstand zum Pylon anfangs groß genug und geben Sie seitlich weichen lassende Impulse mit dem Führseil im Schrittrhythmus, dazu schnalzen Sie taktmäßig. Stimmen Sie Ihre Signale stets auf den Moment ab, in dem Ihr Pferd das richtungsweisende, in diesem Fall rechte Bein vom Boden löst und in die Schwebephase übergeht.

Diese rhythmische Abstimmung braucht etwas Übung: Schauen Sie zunächst auf die Vorderbeine des Pferdes, bis Sie das Gefühl dafür entwickelt haben. Bald findet Ihr Pferd heraus, dass es ihm leicht gemacht wird, das richtungweisende Bein aus der Bewegung heraus entsprechend den Halftersignalen am Kopf jeweils in der Schwebephase in die gewünschte Richtung zu setzen. Sie machen es ihm leicht, das Richtige zu tun. Würden Sie die Signale im Moment der Stützphase dieses Beins geben, so könnte es nicht sofort reagieren, ohne dabei in seiner Balance gestört zu werden. Das optimale Timing ist also in dieser Übung von herausragender Bedeutung. Sie werden das taktmäßige Abstimmen von Signalen oder später auch Hilfen immer wieder in der The Gentle Touch-Methode vorfinden. Nehmen Sie sich deshalb ausreichend Zeit, um diese wichtige Fähigkeit zu erlernen und zu festigen.

> **›TIPP**
>
> ***Timing ist alles***
>
> *Das optimale Timing ist in dieser Übung von herausragender Bedeutung. Sie werden die Bedeutung des taktmäßigen Abstimmens von Signalen oder später auch Hilfen immer stärker begreifen und mit den Übungen der Bodenschule erlernen.*

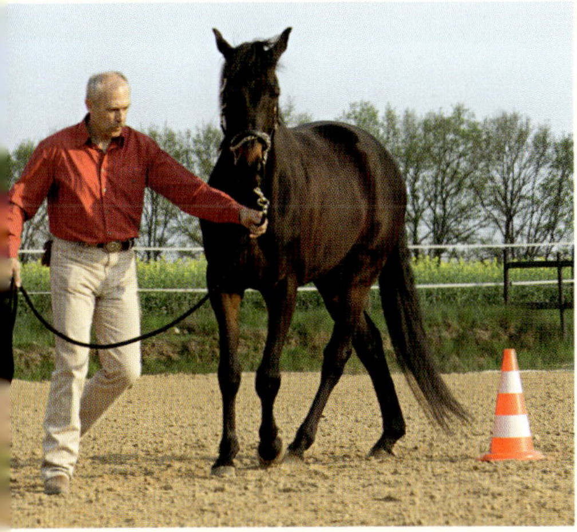

Die Signalimpulse werden auf die Schwebephase des führenden Vorderbeins abgestimmt.

> INFO

Geduld von Anfang an

Bei der Signalgebung in den Übungen ist stets das „Ampelprinzip" zu beachten. Bei den ersten Übungsversuchen kommt es zu Taktunterbrechungen oder Unregelmäßigkeiten im Bewegungsverhalten des Pferdes sowie des Schülers. Dies ist zunächst zu tolerieren. Erst nach und nach wird im Rahmen der Unterweisung und Anleitung auf eine Harmonisierung hingewirkt.

Zur Verbesserung des zügigen Kreuzens mit den Vorderbeinen sollten Sie im Folgenden auch eineinhalb oder zweieinhalb enge zügige Volten um die Pylonen ausführen (siehe Foto). Positionieren Sie sich etwa auf Höhe der Mitte des Pferdehalses. Um das Pferd zu engeren Wendungen zu veranlassen, ist es hilfreich, die Position in Richtung Kopf zu verschieben. Achten Sie darauf, dass Sie sich nicht vor dem Buggelenk oder Vorderbein befinden und strecken Sie Ihren Arm weit genug aus, um mit der Hand unter dem Kinn zu bleiben und Halfterkontakt herzustellen. Beginnen Sie die Wendungen und Volten stets in ruhigem Tempo und achten Sie darauf, die letzten Schritte der Wendung etwas fleißiger und mit mehr Schwung auszuführen. Dazu schwingen Sie die Hand mit dem etwa 70 bis 80 Zentimeter lang hängenden Führseilende hinter Ihrem Rücken herum und versuchen mit einer weichen und gut platzierten Bewegung, das Pferd am Ellbogen oder Unterarm seiner Ihnen zugewandten Seite zu touchieren. Dadurch wird es ermuntert, die Wendung zügiger auszuführen. Das gelingt ihm nur, wenn es dementsprechend auch mit den Hinterbeinen energischer abdrückt. Sobald Sie diese Aktivierung spüren, begleiten Sie die Bewegung mit aktivem, rhythmischem Zupfen am Führseil. Spüren Sie eine entsprechende fleißige Schrittbewegung für ein bis zwei Schritte, werden Sie zur Belohnung sofort wieder passiver. In der Wiederholung versuchen Sie nach und nach bis zu einem halben Dutzend fleißiger Schritte zu kommen. Die Übung sollten Sie abwechselnd in beide Richtungen ausführen. Dazu wechseln Sie die Führseite und beginnen neu.

Übung 4: Tempo- und Gangartwechsel

In den Wendungen haben Sie die ersten Voraussetzungen für einen fleißigeren und raumgreifenden Schritt Ihres Pferdes geschaffen. Nun wollen Sie fleißiges, raumgreifendes und schwungvolles Schreiten aus der Hinterhand heraus auch auf der Geraden fördern. Geben Sie Ihre vorwärts wirkenden Impulse am Führseil immer, wenn Ihr Pferd mit dem äußeren Vorderbein vorgreift. Fordern Sie in Dreier-Reprisen mit Stimm-, Körper- und Halftersignalen zum raumgreifenden Schreiten auf, verstärken Sie durch den touchierenden Schwung mit dem Leitseil hinter Ihrem Rücken vorbei, ohne das Pferd zu erschrecken oder zu ruckartigem Vorspringen zu

Um den Trab zu beschleunigen, geben Sie mit vorgehender Hand im Dreier-Rhythmus Impulse.

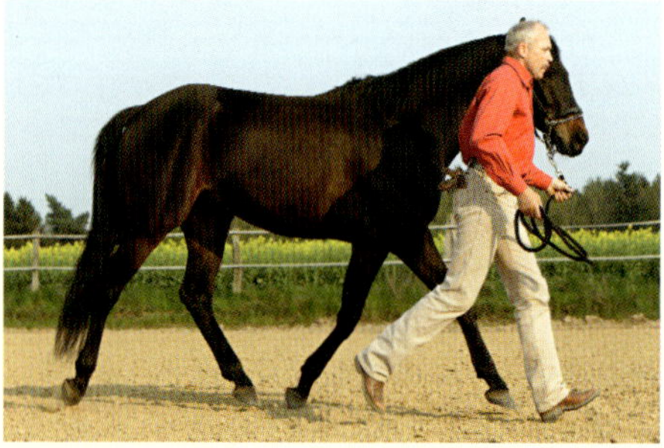

veranlassen. Sollte das Pferd nicht wie gewünscht reagieren, ist in dieser Situation der Einsatz einer langen Gerte anstelle des Seilendes hilfreich. Gehen Sie mit dem Pferd zunächst entlang der Bande. So ist es ihm nicht möglich, sich der Berührung durch Seilende oder Gerte seitlich zu entziehen, und es bleibt ihm nicht anderes übrig, als aktiver vorwärts zu gehen. Erst wenn das von beiden Seiten gut klappt, gehen Sie in den Freiraum ohne Bandenbegrenzung. Sollte Ihr Pferd nun doch seitlich ausweichen, leiten Sie es sofort in eine enge Volte von Ihnen weg und lassen es zum Ende der Volte beschleunigen. Auf diese Weise lernt es, dass es sich der Aufforderung zu mehr Fleiß und Hinterhandengagement nicht entziehen kann. Setzen Sie die Reizverstärkung durch Seilende oder Gerte wohldosiert und immer sparsamer ein, bis Ihr Pferd auch ohne sie fleißig und schwungvoll auf Ihre Signale reagiert.

Nun können Sie zunächst in kurzen Reprisen das Tempo im Schritt erhöhen und wieder reduzieren und dann mit Ihrem Pferd den Gangartwechsel zum Trab aus dieser Übung entwickeln.

Übung 5: Verfeinerung

Nachdem Sie die Grundübungen für kontrolliertes Führen mit feinen Signaleinwirkungen in optimaler Trainingsumgebung erarbeit und wiederholt haben, sollten Ihr Pferd und Sie genug Routine erlangt haben. Nun können Sie zur nächsten Schwierigkeitsstufe übergehen. Häufiger Ortswechsel und Variationen in Tempo und Richtung, Arbeit an verschiedenen Bodenhindernissen wie Passagen zwischen zwei Hindernissen, Walk-Over, wechselnde Richtung und Linienführung erhöhen die Aufmerksamkeit Ihres Pferdes, seine Motivation und die Präzision. Benutzen Sie dazu Hilfsmittel wie Pylonen, Tonnen, Stangen, Engpässe, eventuell eine Brücke oder Wippe. Während dieser Übungen konzentrieren Sie sich auf immer perfekteres Timing und fein abgestimmte Einwirkungen. Bodenstangen als Walk-Over-Hindernisse oder als Labyrinth erhöhen die Aufmerksamkeit Ihres Pferdes, verbessern die Abstimmung zwischen Ihnen und motivieren zur Mitarbeit. Passen Sie die Abstände an die Schrittlänge Ihres Pferdes an.

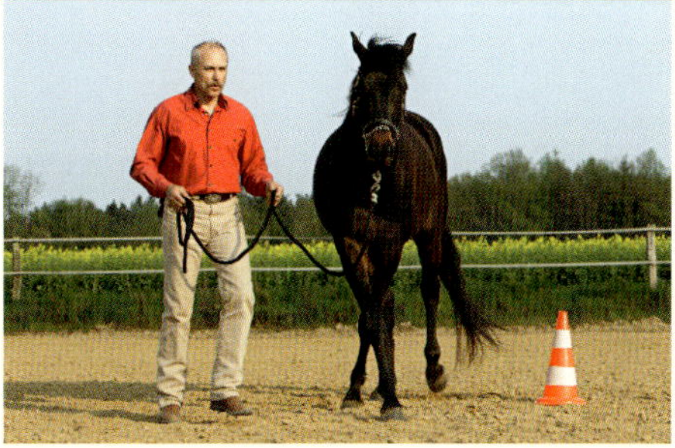

Ziel des Trainings: Das Pferd bewegt sich am losen Führseil mit Leichtigkeit.

› ZUSAMMENFASSUNG

Führtraining

Ausrüstung: *Führseil und Stallhalfter, evtl. Führkette*
Zielsetzung: *direktes Gefühl erarbeiten*
Weg:
› *Differenzierte Signalgebung (Verständigung)*
› *Individualbereich definieren, Grenzen setzen (Respekt)*
› *Komfortzonen aufzeigen (Vertrauen)*

Die Bedeutung der Signalgebung

Achten Sie beim Führtraining auf eine abgestimmte Signalgebung. Pferde haben einen ausgeprägten Sinn für die feinen Signale der Körpersprache und Körperkontakte. Hier liegt der besondere Lerneffekt für Sie selbst. Sie können Ihr Bewusstsein, Ihr Körper- und Bewegungsgefühl sowie Ihre Reaktionsfähigkeit wesentlich verbessern, wenn Sie die Reaktionen Ihres Pferdes als Gradmesser Ihrer mehr oder weniger verständlichen und klaren Signalgebung bewerten. Sie lernen von Ihrem Pferd mit ihm harmonisch zu kommunizieren. Außerdem entwickeln Sie schon beim Führtraining ein grundsätzliches Bewusstsein und Gefühl für die Verbesserung von Takt (Rhythmus), Losgelassenheit (Gelassenheit), Anlehnung (weiche Verbindung), Schwung (Fleiß), Geraderichten (beidseitige Muskelmobilisierung) und Versammlung (Vorwärts- und Rückwärtskoordination, Balance). Ihr Pferd wird umso williger Ihre Vorstellungen und Erwartungen umsetzen, je besser es Sie verstehen lernt.

Arbeit am Leitseil mit Knotenhalfter

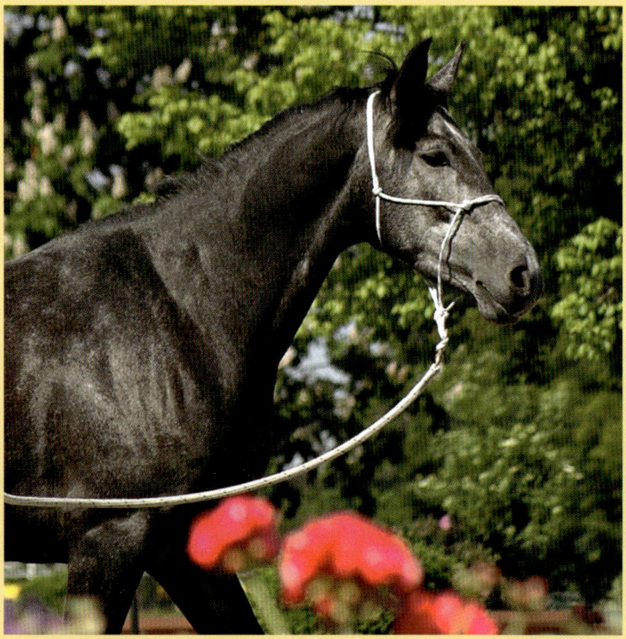

Partner werden mit Leitseiltraining

Im Rahmen der Führübungen haben Sie und Ihr Pferd eine gute Grundlage für kommunikative Signalgebung und Verständigung im direkten Kontakt miteinander bekommen. Sie haben dazu eventuell zeitweilig und dosiert eine Führkette als Reizverstärker eingesetzt. Ihr Pferd ist jetzt aufmerksamer, sensibler und koordinierter in seinem Verhalten. Damit sind gute Voraussetzungen geschaffen, den Schritt zum nächsten Schwierigkeitsgrad zu tun: feine Kommunikation auf größere Distanz am Knotenhalfter, das den Haut- und Tastsinn des Pferdes anspricht. Damit verbessern Sie Ihr indirektes Gefühl im Austausch mit Ihrem Pferd. Sie schlüpfen als Sozialpartner Ihres Pferdes auch vermehrt in die Rolle eines Herdengenossen und nutzen seine arteigenen Verständigungsmittel. Gelingt Ihnen das, ohne Ihr Pferd zu verwirren, so wird sich Ihre Beziehung weiter festigen und die Kommunikation gewaltlos funktionieren. Ihre Ideen werden zu Ideen Ihres Pferdes, es wird motivierter, sein Selbstvertrauen wird wachsen und seine emotionale und mentale Bindung an Sie festigt sich.

Sie werden immer mehr in die Rolle eines „Leittieres" schlüpfen, dessen Leitanspruch ganz selbstverständlich und jederzeit akzeptiert wird. Dabei verknüpfen Sie seine instinktiven Reaktionen mit Signalen und Zeichen, die Sie über eine Distanz von einigen Metern senden.

Sie verlassen die Ebenen der „Gewöhnung" und der „Klassischen Konditionierung" und begeben sich in den Bereich der „Operativen Konditionierung". Dieses Lernen ist die Basis gezielter nicht instinktiver Handlungen, die Sie nach und nach immer sicherer ohne Krafteinwirkung abrufen können.

Raumbewusstsein entwickeln

Ein wesentlicher Zweck aller Übungen der The Gentle Touch-Leitseilarbeit ist, die Verständigung mit einem Pferd zu verbessern und deutlich vermehrte mentale und physische Kontrolle auch in Schrecksituationen vom Boden aus zu erreichen. Dabei ist es wichtig, vom Grundsatz her die Positionen „vor dem Pferd", „neben dem Pferd" und „hinter dem Pferd" wechselweise zu besetzen und das Pferd damit vertraut zu machen.

Das Pferd lernt hier „Freiheit in Grenzen".

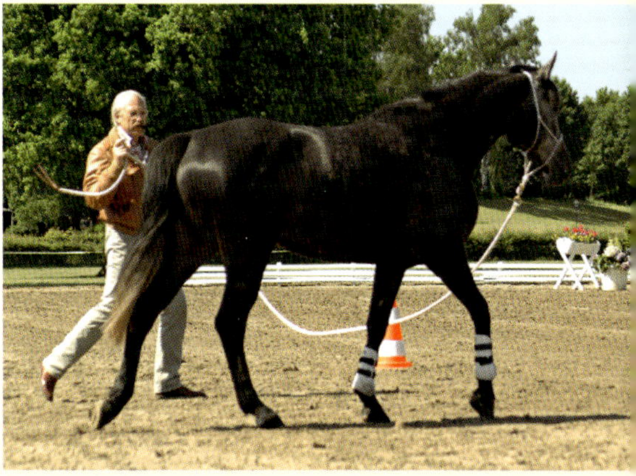

Es lernt, dass es Ihnen in all diesen Positionen vertrauen kann, aber auch Ihren Willen respektieren soll. Dies geschieht prinzipiell, indem durch systematisches interaktives Agieren beim Pferd „negative Energie“ also unerwünschter Bewegungsdrang, Schreck-, Flucht- oder Meideverhalten in „positive Energie“, nämlich willige und verständige Mitarbeitsbereitschaft und Anerkennung der Leitfunktion des Menschen gewandelt wird.
Weiterhin entwickeln Sie und Ihr Pferd ein präzises Linien- und Grenzbewusstsein, das zur Basis Ihrer Verständigung wird. Ihr Pferd wird mit dem Prinzip „Freiheit in Grenzen“ vertraut gemacht und lernt damit angemessen umzugehen; Sie lernen dieses Prinzip zweckmäßig und kontrolliert anzuwenden.

Ein weiterer wichtiger Effekt der Leitseilarbeit besteht darin, dass Sie selbst Ihr Körperbewusstsein verbessern. Es wird Ihnen nach anfänglichen Irritationen immer leichterfallen, sich zu koordinieren, zu zentrieren und auszubalancieren.

Sie erkennen, wie Ihre Körperhaltung und Körperposition instinktive oder bewusste Reaktionen beim Pferd auslösen und dabei schon kleinste Haltungsänderungen oder Bewegungen wahrgenommen werden. Auch Ihre Fähigkeit, das Bewegungsverhalten Ihres Pferdes zu beurteilen, taktmäßig darauf Einfluss zu nehmen und es zu erfühlen, wird sich deutlich verbessern. Dies sind wichtige Voraussetzungen für jeden Reiter.

>INFO

„Gedankenlesen“

Durch die Leitseilarbeit wird das indirekte Gefühl geschult. Das bedeutet, dass Sie auf Distanz ohne direkte Berührung des Pferdes mit ihm kommunizieren. Es wird angeregt, Ihre Gedanken vorauszuahnen und ebenso lernen Sie, aus seinem Verhalten seine Gedanken abzuleiten. Ihre Idee wird zu seiner Idee. Sie agieren als Sozialpartner mit Leitanspruch wechselweise in den Positionen „vor dem Pferd“, „neben dem Pferd“ und „hinter dem Pferd“.

Sie machen also Reitgymnastik, während Sie mit Ihrem Pferd am Leitseil arbeiten. Sie werden sich wiederum wie schon beim Führtraining im vorigen Kapitel mit den sechs Punkten der Ausbildungsskala auseinandersetzen und deren Bedeutung in Bezug auf ein kultiviertes Bewegungsverhalten Ihres Pferdes besser verstehen lernen.

Die korrekte Umsetzung der Übungen bewirkt, dass Ihnen eventuell bestehende Tendenzen von physischem Kräftemessen zwischen Ihnen und Ihrem Pferd bewusst werden. Sie lernen, diese Tendenz in eine kraftfreie, kommunikative Kontaktpflege auf der Basis von direktem und indirektem Gefühl umzuwandeln und das Verhalten Ihres Pferdes mit mehr Leichtigkeit zu kontrollieren.

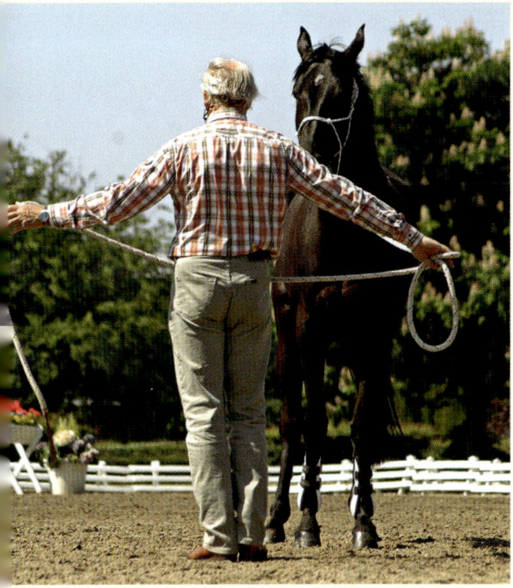

Die Körperhaltung kann auch irritieren.

So geht's

Der sinnvolle, kontrollierte Umgang mit dem Leitseil und dem Knotenhalfter in den verschiedenen Übungen setzt ein gut entwickeltes Koordinations- und Einfühlungsvermögen voraus. Das können Sie nur nach und nach erwerben. Sie sollten deshalb zunächst unbedingt Wert darauf legen, die Technik der Seilhandhabung in Grundzügen einzuüben. Dabei kommt es auf präzise, korrekte Signalgebung an.

Gewöhnen Sie sich zu Anfang eine nachlässige Seiltechnik an, so mag das in den ruhigen und einfacheren Basisübungen noch funktionieren. Sobald Sie aber zu den komplexeren Abläufen kommen, werden Sie große Probleme haben und Ihr Pferd durch unpräzise und irritierende Signalgebung verwirren. Damit würde der Sinn der Leitseilarbeit verloren gehen.

Zweck der Übungen ist es auch nicht, das Pferd durch Wiederholung daran zu gewöhnen, bestimmte Bahnfiguren zu laufen, z. B. die Achterfigur um zwei Pylonen. Das wäre relativ einfach, ist aber kontraproduktiv. Die Übungsabläufe und Aufgaben dienen auch dazu, zu überprüfen, wie präzise Sie Ihr Pferd mit Signalen lenken, leiten und in Haltung und Koordination beeinflussen können. Leitseilarbeit ist ein Mittel, das dem Zweck dient, eine fein abgestimmte Kommunikation zu schaffen und damit ein hohes Maß an mentaler und physischer Kontrolle ohne Krafteinwirkung zu erreichen.

Blickrichtung, Körperhaltung, Schwingen des Seilendes und Halfterimpulse werden zu Signalen.

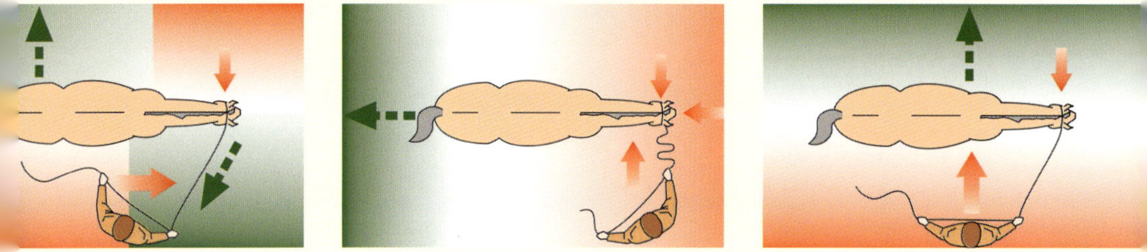

Ihr Pferd am Ende des Leitseils ist der Spiegel Ihrer mehr oder weniger präzisen oder feinen Signalgebung. Sehen Sie die Leitseilarbeit deshalb auch als Herausforderung, Ihr Körperbewusstsein zu schulen und zu verfeinern. Sie sollten mit dem Leitseil erst beginnen, wenn Sie die Übungen des Führtrainings mit Ihrem Pferd gut beherrschen. Die Übungen der Leitseilarbeit werden im Schritt und im ruhigen Trab ausgeführt. Sollten Sie ein Pferd haben, das zu stürmischem Verhalten neigt, arbeiten Sie entweder noch mit ihm am Führtraining, bis es mehr Ruhe und Gelassenheit entwickelt, oder falls Sie genügend Routine haben, beginnen Sie mit der Fencing-Übung, bis Ihr Pferd ruhiger und überlegter agiert und sich im ruhigen Tempo arbeiten lässt.

Falls Ihr Pferd schwierig oder gar gefährlich ist, sollten Sie die Leitseilarbeit einem hierin erfahrenen Ausbilder überlassen. Für Sie als Einsteiger ist ein ruhiges und freundliches Pferd zum Üben am besten geeignet.

Anfänger sollten zunächst ohne Pferd üben.

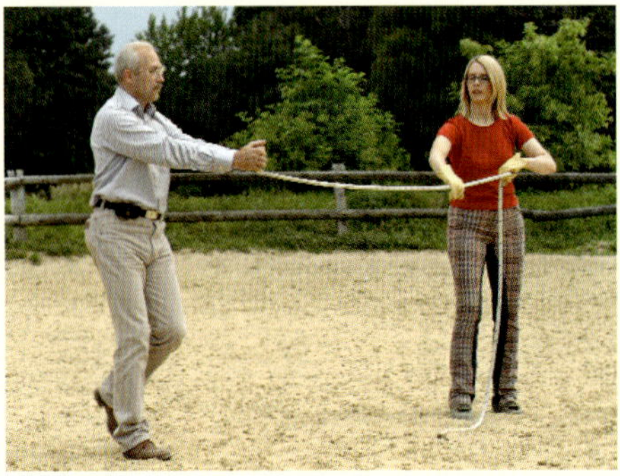

Von Mensch zu Mensch

Bevor Sie als Anfänger mit einem Pferd am Leitseil zu arbeiten beginnen, sollten Sie zunächst die grundsätzliche Handhabung des Seils mit einer Person üben, die in die Rolle des Pferdes schlüpft und das Seil mit vorgestreckten Armen hält. Auf diese Weise wächst auch das Verständnis für die Bedeutung einer eindeutigen Körpersprache. Wenn Sie durch solche Vorübungen schon etwas Routine haben, wagen Sie sich an die ersten Übungen mit Ihrem Pferd heran.

Sie sollten Ihre Übungseinheiten auf circa 15 bis 25 Minuten beschränken. Bei einem schon gerittenen Pferd können Sie sie auch vor dem Reiten machen. Nehmen Sie sich vor, die Übungen über eine Woche zu verteilen und nur in den nächsthöheren Schwierigkeitsgrad überzugehen, wenn die Basisübungen problemlos funktionieren. Wechseln Sie wenn möglich hin und wieder den Trainingsort. Arbeiten Sie aber so lange in einem sicher eingezäunten oder abge-

Dosierung und Handling lernen sich so leichter.

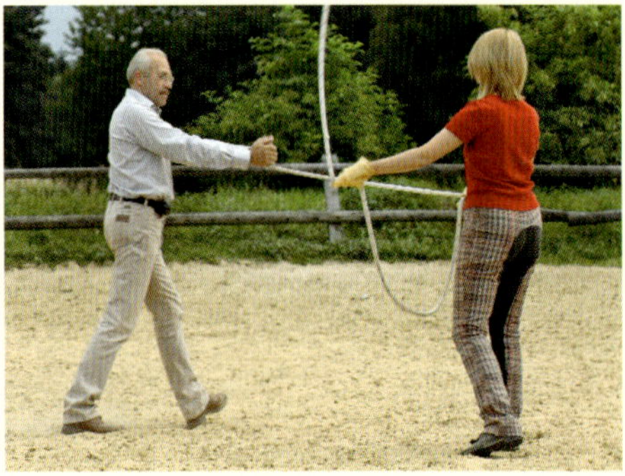

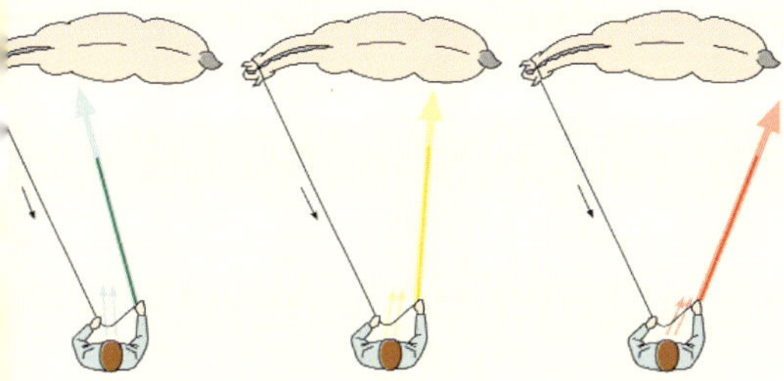

Blickrichtung und Leitseilende bei der Einwirkung auf die Schulter, Hüfte oder zum Antreiben

schlossenen Bereich, bis Sie die Übungen kontrolliert ausführen können. Achten Sie stets darauf, nicht in den Gefahrenbereich Ihres Pferdes zu kommen und vor allem nicht in den Bereich der Hinterbeine, solange es noch nicht absolut vertrauensvoll und kontrolliert am Leitseil mitarbeitet. Später können Sie Übungen der Leitseilarbeit mit anderen Übungen der Bodenschule abwechseln.

›INFO

Der Draht zum Pferd: Leitseilarbeit

Eine korrekte Leitseilarbeit ist im Rahmen der The Gentle Touch-Methode ein unverzichtbarer Baustein. Mit den Übungen wird:

- *die Sozialbeziehung mit dem Pferd harmonisiert,*
- *der Leit- und Führungsanspruch des Menschen gefestigt,*
- *dem Pferd Vertrauen und Selbstvertrauen vermittelt,*
- *eine klare Verständigungsgrundlage geschaffen,*
- *der Grundstock für eine kommunikative, also zwanglose und kraftfreie Hilfengebung auch fürs Reiten geschaffen.*

Ziele der Leitseilarbeit auf einen Blick

Sie lernen

- das wichtige Prinzip des Annehmens und Nachgebens,
- Hände und Beine unabhängig voneinander zu koordinieren,
- gefühlvollen Kontakt aufzubauen und angemessen zu touchieren,
- Selbstbeherrschung und eine klare Körpersprache,
- Kontrolle über Körperkraft und Vorwärtsdrang auch bei ignoranten und stürmischen Pferden,
- die agierende Rolle zu übernehmen,
- zu motivieren und aktivieren,
- Ihr Auge und das Gefühl für die Bewegungsabläufe des Pferdes zu schulen,
- dem Pferd zu mehr Lockerheit, Koordination und Balance in der Bewegung zu verhelfen,
- die Prinzipien Ruhe, Angemessenheit und Konsequenz zu verinnerlichen,
- die individuellen Anlagen des Pferdes, seine Schwächen und Stärken zu erkennen und sich darauf einzustellen,
- Rituale zur eigenen Stressregulierung und Entspannungsfähigkeit.

Ihr Pferd lernt

- Richtig auf den Kontaktdruck zu reagieren,
- Kontaktdruck-Impulse als Kommunikationsmittel zu verstehen,
- Rituale zur Förderung der mentalen und körperlichen Entspannung,
- einen gleichmäßigen und dynamischen Einsatz der Muskulatur,
- Ihre Anweisungen in Bezug auf die Richtung, das Tempo und die Haltung zu verstehen, Ihren Leitanspruch zu respektieren und sich in seinem Bewegungsverhalten ohne Kraftanwendung umfassend und präzise kontrollieren zu lassen,
- sich koordiniert, balanciert und agil zu bewegen,
- seine Hinterhand situationsbedingt selbstständig aktiv einzusetzen,
- selbstbestimmtes Handeln durch den Menschen gewaltfrei einschränken zu lassen und einen immer höheren Grad der Fremdbestimmung durch den Menschen willig zu akzeptieren,
- sich nicht mit den Mitteln der Kraft oder der Geschwindigkeit Ihrem Einfluss zu entziehen,
- seine Körperkraft nicht mehr gegen den Menschen einzusetzen,
- unter Ihrer Anleitung Stress- und Schrecksituationen zu bewältigen,
- seine Instinkthandlungen vermehrt zu rationalisieren .

>INFO

Lernen im Team

Mensch und Pferd lernen voneinander und miteinander! Pferde lernen durch die Leitseilarbeit, den Menschen in der Rolle eines zeitweiligen Sozialpartners mit Leitanspruch zu verstehen, ihm zu vertrauen und ihn zu respektieren. Sie lernen darüber hinaus ein klar definiertes Linien- und Grenzbewusstsein zu entwickeln, aus dem formendes und gymnastizierendes Reiten leichter zu entwickeln ist. Der Mensch lernt, dass er keine Kraft benötigt, um körperliche und mentale Kontrolle auszuüben. Er wird angemessener in seiner Einwirkung beim Antreiben und in der Grenzsetzung. Er verinnerlicht das Prinzip „Freiheit in Grenzen“. Er lernt Taktgefühl, vorausschauend die Leitfunktion zu übernehmen und angemessen anzutreiben und Grenzen zu setzen.

Ihr Pferd akzeptiert und achtet Sie als Bezugsperson. Die Bindung wird stärker.

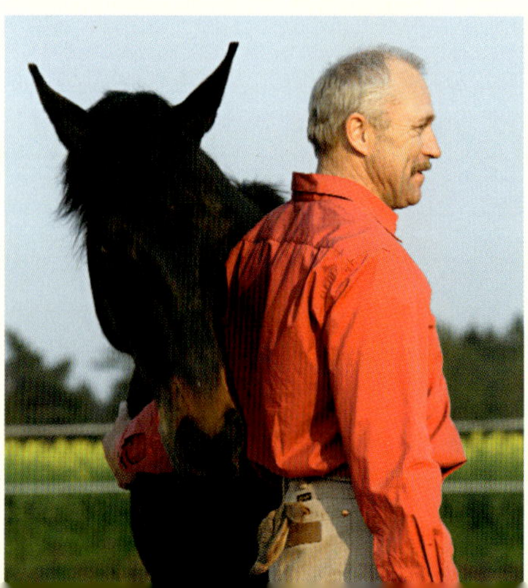

Trainingsvoraussetzungen

Ausrüstung

Gut sitzendes Knotenhalfter (in Ausnahmen ersatzweise Stallhalfter), gut balanciertes Führseil circa 4,8 bis 5 Meter lang mit Karabinerhaken (kein Panikhaken), für das Fencing oder die Achterfiguren eventuell ein längeres Seil, Handschuhe , Streifgamaschen bei beschlagenen Pferden

Hilfsmittel

Pylonen, Tonnen, Bodenstangen, trittfeste Plastikfolien als Bodenhindernis

Übungsplatz

Sie sollten in einem sicher eingezäunten Bereich arbeiten. Ein rutschfester, nicht zu tiefer Sandboden ist Voraussetzung. Harter, rutschiger oder unebener Boden ist nicht geeignet. Bei wenig Erfahrung und Pferden mit unkontrolliertem Bewegungsverhalten ist ein Round-Pen oder eingezäunter Longierzirkel nötig.

Tragen Sie anfänglich Handschuhe zum Schutz.

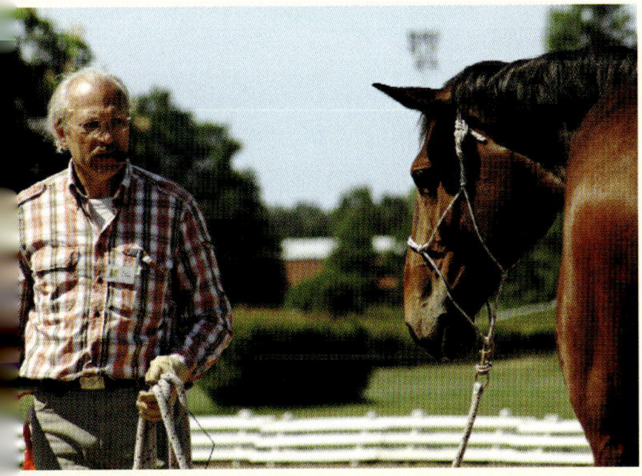

Zeitrahmen

Beschränken Sie Ihre Trainingssequenzen in der Leitseilarbeit auf 15 bis 20 Minuten. Die einzelnen Übungen können miteinander verknüpft und mit dem Führtraining kombiniert werden. Das gesamte Programm kann bei täglicher Arbeit in ein bis zwei Wochen erarbeitet und gefestigt werden. Die Übungen sind auch sehr gut geeignet, um sie vor dem Reiten als lösende Arbeit mit gleichzeitiger Verbesserung von Aufmerksamkeit und Hilfenverständnis anzuwenden.

Achtung, Sicherheit!

Tragen Sie gut sitzende Handschuhe, wenn Sie wenig Routine besitzen oder mit einem untrainierten Pferd arbeiten. Verwenden Sie nur ein genügend langes Leitseil (mind. 4,5 m) mit gutem Eigengewicht. Achten Sie darauf, dass sich keine Knoten oder Ösen bilden. Das Leitseil wird aufgerollt in einer Hand getragen. Ordnen Sie Ihr Leitseil in gleichmäßigen Windungen. Achten Sie darauf, die Seillänge so zu bemessen, dass weder Sie noch Ihr Pferd versehentlich darüber treten können oder dass sich die Schlaufen um Ihre Hand zusammenziehen. Wird das Leitseilende beim Handwechsel losgelassen, ist darauf zu achten, dass es sich nicht um die Beine legen kann.

Ihr Abstand zur Hinterhand des Pferdes muss stets so groß sein, dass Sie nicht versehentlich von einem Hinterhuf getroffen werden können. Bitte beachten Sie diese Vorsichtsmaßnahme jederzeit! Bei mehreren Pferden in der Reitbahn sollten alle Pferdeführer die Sicherheitsabstände zu den anderen Pferden einhalten. Pferde mit ungeregeltem Verhalten müssen einzeln gearbeitet werden. Beachten Sie diese Sicherheitsaspekte zu Ihrer eigenen Sicherheit unbedingt.

Der Trainings-Tipp für die Leitseilarbeit

Beginnen Sie mit Trockenübungen zur Seilhandhabung und mit einem Helfer anstelle eines Pferdes. Dann versuchen Sie einfache Übungen mit Ihrem Pferd am Leitseil. Benutzen Sie ein passendes Knotenhalfter. Achten Sie darauf, dass Sie Ihrem Pferd während der Übungen immer wieder Phasen des Verharrens anbieten. Alsbald wird es diese Ruhephasen bereitwillig annehmen, wann immer Sie mit aktiven Einwirkungen nachlassen und ihm eine Pause anbieten. Dies ist immer dann wichtig, wenn Sie sich mit Ihrer Seiltechnik etwas verheddern oder unpräzise werden. Anstatt weiterzumachen und Ihr Pferd zu verwirren, lassen Sie es einfach anhalten. So haben Sie Zeit, sich neu zu positionieren oder das Seil zu ordnen. Am Anfang werden Ihnen die Übungen nicht flüssig gelingen, Ihr Pferd wird noch etwas unaufmerksam, steif, ungeregelt oder irritiert reagieren. Erwarten Sie nicht zu viel. Schon nach wenigen Tagen wird alles viel flüssiger gehen. Versuchen Sie von Anfang an, Ihr Gefühl für den Schrittrhythmus Ihres Pferdes zu entwickeln, indem Sie auf die Schwebe- bzw. Stützphasen einzelner Beine achten. Stimmen Sie Ihre Signalgebung auf die Schwebephase des jeweils in der gewünschten Bewegungsrichtung führenden Vorderbeins ab. Soll Ihr Pferd zum Beispiel die Distanz zu Ihnen verkürzen, geben Sie die Impulse auf die Schwebephase des inneren Vorderbeins. Soll es von Ihnen mit der Schulter nach außen weichen, geben Sie Impulse auf die Schwebephase des äußeren Vorderbeins. Touchierende Kontakte mit dem Leitseilende setzen Sie nur behutsam in einer streifenden Manier und dann nach und nach mit etwas steigender Tendenz ein.

Schritt für Schritt weiterkommen

Arbeiten Sie in kurzen Reprisen mit Pausen dazwischen. Nutzen Sie sie, um die Reaktionen Ihres Pferdes zu analysieren und sich auf die nächste Übung zu konzentrieren. Sie möchten vier verschiedene Grundreaktionen erarbeiten: das Weichenlassen zur Distanzvergrößerung, (innere Grenze), das Heranholen zur Distanzverringerung (äußere Grenze), das

>INFO

Fronten klären ohne Gewalt

Von der reinen kommunikativen Arbeit werden Sie sich dann nach und nach auf eine neue Ebene in Ihrer Beziehung mit Ihrem Pferd begeben: War es zunächst so, dass es häufig selbstständig agiert hat und sich Ihrem Einfluss und Ihren Anleitungen gegenüber unaufmerksam oder zeitweilig ignorant verhalten hat, so machen Sie es nun systematisch damit vertraut, dass seine Handlungen und Reaktionen mehr und mehr durch Sie bestimmt werden. Sie bieten ihm Freiheit in Grenzen an. Die Grenzen werden nach und nach etwas enger gesetzt, sodass Sie immer mehr Kontrolle über seine Handlungen gewinnen.

Dieser Prozess der Wandlung wird ihm als Folge dieser Übungen nur langsam bewusst, deshalb gibt es auch keine grundsätzliche Rangauseinandersetzung. Sie festigen Ihren Leitanspruch aus allen Positionen (vor ihm, neben ihm und hinter ihm) auf beiläufige und intelligente Weise. Ihr Pferd lässt sich sozusagen am unsichtbaren Band immer präziser kontrolliert lenken und leiten. Diese neue Grundeinstellung Ihres Pferdes, in Verbindung mit einer feinen kommunikativen Signalgebung, können Sie dann auch vom Sattel aus nutzen. Sie werden ein willig und gehorsam mitarbeitendes Pferd haben, das Ihre Ideen gern umsetzt, vorausgesetzt, Sie können sie verständlich übermitteln. Mit Übungen der Leitseilarbeiten können Sie also einen wichtigen Unterbau schaffen, auf dem Ihre reiterliche Schulung harmonischer und leichter gelingt. Als Zeitrahmen für die Leitseilübungen planen Sie etwa 15 bis 20 Minuten pro Trainingssequenz ein.

Der Blick auf die Schulter treibt nach außen.

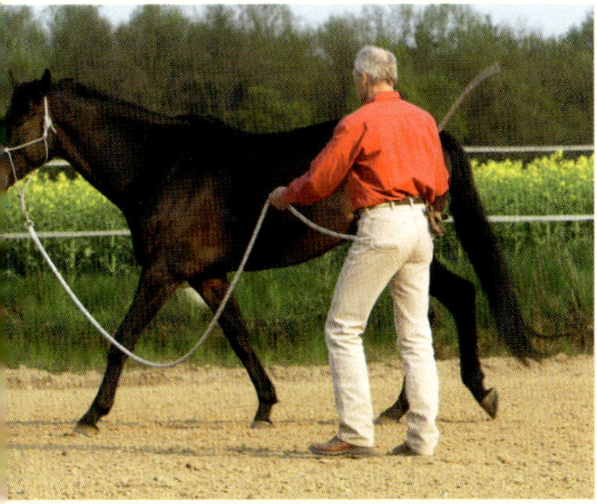

Ein Verringern der Körperspannung verlangsamt.

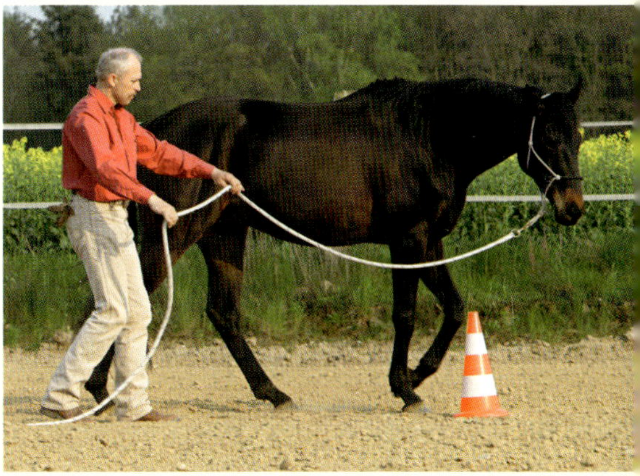

Antreiben (hintere Grenze) und das Verlangsamen (vordere Grenze). Ihre räumliche Körperpositionierung, Ihre Körperhaltung, die Seilimpulse, die Ausrichtung Ihrer Körpermitte und Beckenposition sind neben zeitweiligen akustischen Signalen Ihre Verständigungsmittel, die Sie nach und nach fein abstimmen. Sie lassen das Pferd weichen oder treiben es an, indem Sie Ihren Blick auf die Schulter oder die Kruppe fokussieren, Ihre der Kruppe zugewandte Hüfte deutlich vorschieben, während Sie sich drehen. Verstärken können Sie diesen Effekt durch mehr oder weniger energisches Schwingen des Seilendes. Dadurch wird mentaler Druck aufgebaut. Sie lassen Ihr Pferd zu sich kommen oder verlangsamen, indem Sie Raum geben und mentalen Druck reduzieren (vergleiche auch Illustrationen Seite 49).

>INFO

Neue Wege gehen

Die Leitseilübungen bewirken wie kein anderer Übungsbereich sowohl eine wesentliche Bewusstseinsänderung und daraus folgende Verhaltensveränderungen bei Mensch und Pferd. Zwanglose, kraftfreie und kommunikative Kontaktpflege ist das Ergebnis. Damit gewähren Sie Ihrem Pferd einerseits Entscheidungsspielräume, andererseits setzen Sie ihm aber auch klare Grenzen.

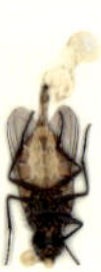

Phase Eins – Nachgiebigkeit

In der ersten Phase der Leitseilarbeit wird am ruhig stehenden Pferd gearbeitet. Aufbauend auf die Nachgiebigkeitsübungen des Führtrainings wollen Sie nun eine Lockerung der Hals- und Schultermuskulatur anregen. Nur wenn ein Pferd locker, weich und nachgiebig in seiner Muskulatur ist und seiner Bezugsperson ungeteilte Aufmerksamkeit schenkt, kann es körperlich und geistig ohne Zwang arbeiten. Das Genick und der Hals des Pferdes spielen dabei eine Schlüsselrolle.

Mit Nachgiebigkeitsübungen im Stand wie dem Absenken des Kopfes und den Halsbeugungen links und rechts wird einem Pferd das Prinzip von Körperkontaktdruck und Muskelentspannung bzw. Nachgiebigkeit grundsätzlich vermittelt (oder in Erinnerung gebracht, wenn das schon beim Führtraining geübt wurde). Es lernt, auf Druckkontakt mit Entspannung zu reagieren, statt mit dem natürlichen Reflex des Gegendrucks.

Phase Zwei – Respekt

Um auch in der Bewegung auf seinen Körper sowie auf die Geisteshaltung (Zwanglosigkeit, Gelassenheit) und Einstellung eines Pferdes einwirken zu können, ist es sehr hilfreich, auf seine Beine und damit auf seine Fortbewegung Einfluss zu nehmen. Dies ist ein dauerhaftes Ziel der Ausbildung vom Boden und vom Sattel aus. Es sollte deshalb von Anbeginn einer Ausbildung im Verhaltensrepertoire

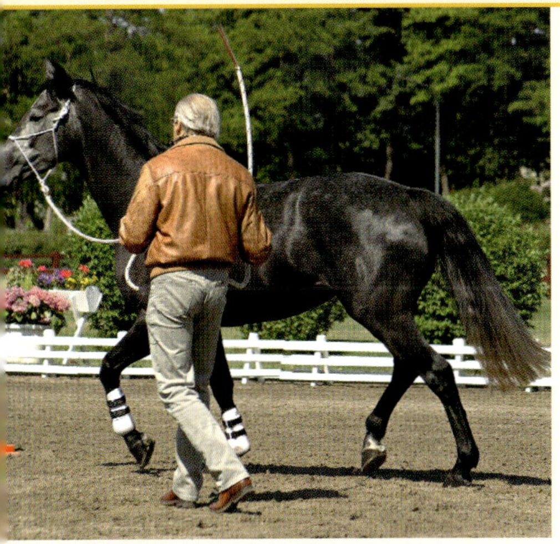

Energisches Schwingen verstärkt das Signal.

eines Pferdes verankert werden. Ist das nicht geschehen, kann es auch nachgeholt werden. Zum Beispiel können Sie bei Pferden mit ungeregeltem Vorwärtsdrang die Kontrolle durch die Koordination einzelner Beine des Pferdes schnell wieder gewinnen und Steifheiten und auch Verspannungen lassen sich gut abbauen. Das Pferd bekommt ein besseres Körperbewusstsein und lernt, Sie als Bezugsperson zu akzeptieren.

Mit den Übungen „Hinterhandkontrolle“, „Vorhandkontrolle“ und „Setting“ oder „Fencing“ können Sie Schritt für Schritt ohne unangemessenen mechanischen Zwang oder deutliche Kraftanwendung Einfluss darauf nehmen, wie Ihr Pferd seine Beine benutzt. Hierdurch wird es seinen Körper nicht mehr geradeaus im Sinne von „Flucht“ oder „Abwehr“ einsetzen. Auch wird es aufhören, den Menschen anzurempeln oder am Leitseil hinter sich herzuziehen. Sie erreichen gezielt eine Bewusstseinsänderung. Als direkte Folge ändert das Pferd sein Verhalten, indem es konzentrierter wird, anfängt mitzuarbeiten und sich anpasst. Pferde, die sich dem Menschen gewohnheitsgemäß zeitweilig mit Kraft widersetzen oder entziehen, erkennen, dass solche Versuche erfolglos verlaufen. Die Übungen bieten also auch ein pferdefreundliches Mittel zur Korrektur von Fehlverhalten. Indem Sie so nach und nach Kontrolle über den Bewegungsspielraum und die Beinaktivitäten Ihres Pferdes gewinnen, ohne dabei Kraft anzuwenden, kommen Sie immer mehr in die Rolle des Agierenden und Ihr Pferd übernimmt verstärkt den Part des Reagierenden. Mit diesem System erwerben Sie sich seinen Respekt und seine Aufmerksamkeit auf eine elegante Art und Weise, die gleichzeitig pferdegerecht ist und ohne Konfrontation auskommt.

›INFO

Kooperativ werden

Die Bereitschaft, widerstandsfrei den Forderungen und Anleitungen eines Menschen gegenüber aufmerksam zu sein und zu folgen, muss systematisch bei einem Pferd erarbeitet werden, Sie können sie nicht voraussetzen! Nur so werden Gelassenheit, Vertrauen und Willigkeit zur Selbstverständlichkeit in Ihrer Mensch-Pferd-Beziehung.

Phase Drei – Gehorsam

Mit den Übungen, die Sie in der Phase Zwei erarbeitet haben, wurden die Voraussetzungen für die fortgeschrittenen Übungen geschaffen.

Hier wird nun die Rolle des Menschen und Ausbilders als Sozialpartner mit Leitfunktion nach und nach verdeutlicht und gefestigt. Dem Pferd werden im Rahmen dieser Übungsabläufe systematisch Verhaltens- und Bewegungsgrenzen aufgezeigt und alternative Verhaltensperspektiven angeboten. Dies geschieht, indem Sie das natürliche Situations- und Territorialbewusstsein und das Sozialverhalten des Pferdes systematisch nutzen. Dazu können Sie mit der neuen Kommunikationsebene das nun vorhandene Vertrauen und Interesse Ihnen gegenüber zu einem bereitwilligen und zuverlässigen Gehorsam festigen. Ihrem Pferd wird dabei infolge der Übungen durchaus bewusst, dass es tut, was Sie wollen, also fremdbestimmt handelt. Sie verlangen von ihm in angemessener Form „Neues“, „Unangenehmes“, „Ungewohntes“ oder „Verunsicherndes“ und lassen ihm dabei nur noch geringen Entscheidungsspielraum.

Gleichzeitig verbessern sich seine Bewegungskoordination und Eigenbalance durch die Übungen bei sinnvoller Wiederholung. Sie schaffen Grundlagen der Impulsion (Verknüpfung von Berührungsreizen mit engagierter Bewegung). Mit der Zeit wird Ihr Pferd auf engem Raum

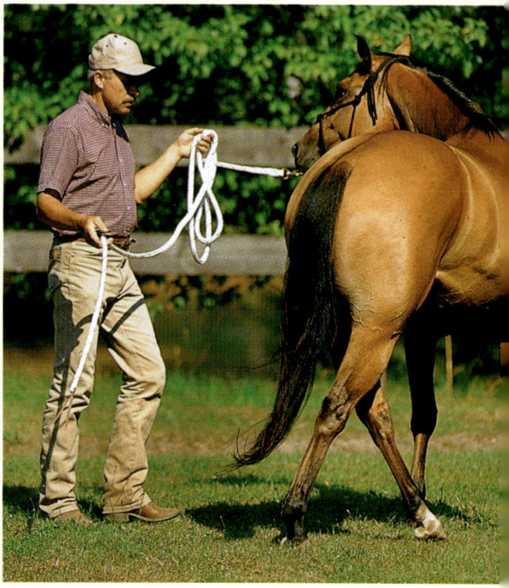

Das Überkreuzen gymnastiziert das Pferd.

wendiger. Es lernt willig zu warten und zu weichen, je nach Signalgebung. Die Übungen dienen damit einerseits einer systematischen Erziehung und haben andererseits einen lösenden und gymnastizierenden Effekt. Um mit der Leitseilarbeit optimale Ergebnisse zu erzielen, beachten Sie die folgenden Punkte.

Vorwärtstendenz

Das Pferd soll mit möglichst gleichmäßiger Vorwärtstendenz gehen und nach und nach zu fleißigem Gang animiert werden. Im Zuge der Übungen kommt es vor, dass Pferde die Tendenz entwickeln, zögerlich und träge zu gehen oder gar willkürlich stehen zu bleiben. In solchen Fällen sollten Sie darauf achten, eine regelmäßige und fleißige Vorwärts-Motivation aufzubauen. Dazu ist ein kurzfristiger, etwas energischerer Einfluss mit dem verlängerten Leitseilende, der aber den streifenden touchierenden Charakter nicht verlieren darf, angebracht. Mit dem Leitseilende treiben Sie Ihr Pferd sofort an, sobald es eine bestimmte, gedachte „Fleißgrenze" oder ein bestimmtes Grundtempo unterschreitet.

Der gleitende Griff (Slide)

Ein direkter harter Zug mit dem Leitseil löst einen reflexartigen Gegenzug oder Muskelblockaden beim Pferd aus. Dies sollten Sie möglichst vermeiden oder nur dann tun, wenn ein kompletter Kontrollverlust droht.

Um Kontakt aufzunehmen und eine Änderung in Tempo, Bewegungsrichtung oder Haltung zu erreichen, greifen Sie mit einer zum Pferdekopf gleitenden Bewegung Ihrer freien Hand, die zuvor das Seilende fallen lässt, von Ihrem Körper zum Pferd hin nach und formen im Leitseil ein V zwischen dem Pferdekopf und der Leithand. Hierdurch bauen Sie einen leichten, sich weich steigernden Druck über das Halfter auf die äußere Kopfseite des Pferdes auf. Mit leichten Impulsen aus dem Handgelenk werden Intervall-Kontakte aufgebaut, bis das Pferd nachgiebig reagiert. Die Impulse sollen stets auf die Schwebephase des jeweils richtungweisenden Vorderbeins abgestimmt sein. Dies ist sehr wichtig!

Blocken bei drohendem Kontrollverlust

Zu Beginn, wenn Sie mit einem steifen oder eigenwilligen Pferd mit den Übungen auf Kreisbögen beginnen, kommt es vor, dass es versucht, sich Ihrem Einfluss zu entziehen. Es versteift den Hals und versucht mit Kraft vorwärtszustürmen. Anstatt nun das Seil auf Spannung zu halten und sich hinterherziehen zu lassen, ist es sinnvoller, dem Pferd zunächst ungehindert ein bis zwei Meter Lauffreiheit zu gewähren, indem Sie das Seil durch die leicht geöffnete Hand gleiten lassen. Deshalb ist es wichtig, Handschuhe zu tragen. Nachdem es so, ohne Zug am Halfter zu spüren, weiterlaufen kann, wird das Seil plötzlich blockiert. Dazu setzen Sie eine Hand mit durchlaufendem Seil an der Hüfte auf und schließen dann beide Hände plötzlich. Sorgen Sie für einen guten Stand, wenn sich das lose Seil spannt. Ihr Pferd läuft in das Seil und

Der Gleitgriff bahnt einen Kontakt zum Kopf an.

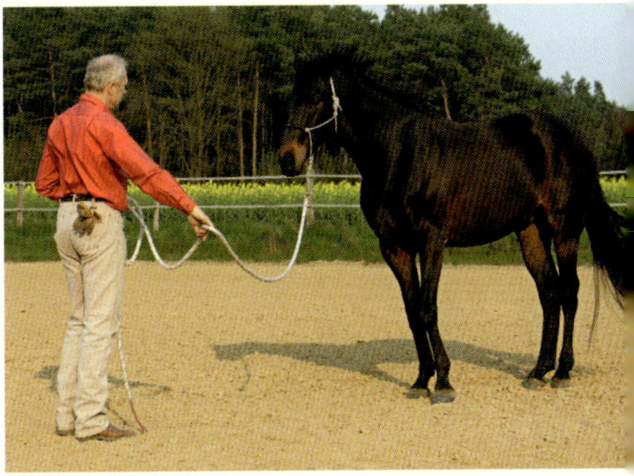

wird geblockt. Durch den Überraschungseffekt wird es aus Richtung und Balance gebracht und bremst selbstständig ab.

Sie stoppen es auf diese Weise effektiv, sein Kopf wird sich Ihnen zuwenden und sein Körper wird um die Mittelachse gedreht. Der psychologische Effekt ist nach einigen Wiederholungen oft verblüffend. Das Pferd wird sein Flucht- oder Meideverhalten aufgeben, weil es keinen Erfolg hatte, seine Körperkraft einzusetzen. Wenn Sie diese Technik noch nicht beherrschen, sollte ein erfahrener Ausbilder diese Aufgabe übernehmen, bis Ihr Pferd zur Mitarbeit bereit ist.

Schwingen und Touchieren mit dem Leitseilende

Das Leitseilende ist ein wichtiger Signalgeber und ist Ihr „verlängerter Arm". Um Ihrem Pferd die Bedeutung zu vermitteln, ist es sinnvoll, es auf kurze Distanz mit weich schwingendem Seilende behutsam an Schulter, Rumpf und Hinterhand zu berühren. Dabei sollten Sie sehr gefühlvoll einwirken. Das schwingende Leitseilende touchiert in streifender Manier und ist maximal ein „Belästigungsfaktor", bis das Pferd etwas weicht. Sofort lassen Sie das Seilende auspendeln und loben Ihr Pferd kurz. Ein unsensibles Pferd sollten Sie in stärker werdender Intensität touchieren, bis es reagiert. Nur in Ausnahmefällen ist ein kurzfristiges, energisches Streifen in Form eines „patschenden Endschwungs" angebracht, um Aufmerksamkeit zu erreichen. Diese disziplinarische Aktion sollten Sie einem erfahrenen Ausbilder überlassen. Das aktive Leitseilende wirkt zunächst als Stör- und Belästigungsfaktor, später als Kommunikationsmittel. Je nach Situation und auch Notwendigkeit lassen Sie das Leitseilende in ruhigem Rhythmus situationsabhängig angemessen schwingen oder pendeln. Eventuell sollten Sie es auch touchieren oder hängen lassen können, ohne dass Ihr Pferd verunsichert wird. Stets signalisiert ein ruhendes Seil Zufriedenheit mit der Aktion des Pferdes und dient als „positive Bestärkung". Es ist vergleichbar mit den Schweifbewegungen eines Pferdes im Herdenverband und hat die gleiche Signalwirkung. Ein ruhiger Schweif bedeutet Zufriedenheit, ein unruhiger Schweif ist Warnzeichen oder Drohgebärde. Um mit dem Leitseilende touchieren zu können, lassen Sie es durch Ihre Hand gleiten und länger werden, wenn Sie es schwingen.

Nachgiebigkeit mit offener Hand

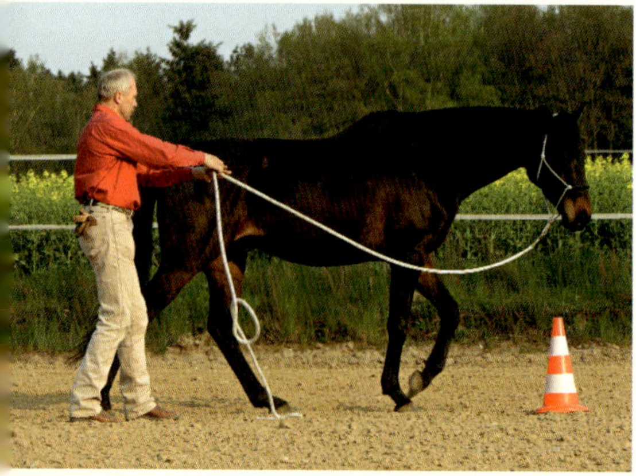

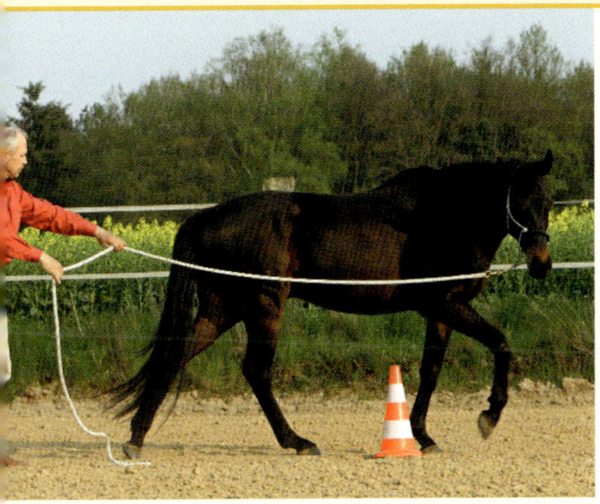

Durch abgestimmte Impulse auf das rechte Vorderbein wird die Wendung entwickelt.

Achtung! Wenn Sie Ihr Pferd zum ersten Mal aktivierend mit dem Leitseilende touchieren, gehen Sie sehr vorsichtig vor, achten Sie auf Ihre Sicherheitsposition. Halten Sie mit dem Leitseil eine direkte Verbindung zum Kopf. Positionieren Sie sich mit entsprechendem Abstand auf Höhe der Schulter etwas hinter dem Ellbogen des Pferdes. Auch wenn Sie später die Reaktionen Ihres Pferdes besser kennen, sollten Sie stets auf Sicherheitsabstand und Position achten.

Die Entwicklung der richtigen Technik mit dem Leitseilende erfordert etwas Übung. Wichtig ist die Bedeutung von „Oberschwung" und „Unterschwung".

Um beides zu üben, beginnen Sie, das locker hängende Seilende in eine Pendelbewegung zu versetzen, die Sie angemessen steigern. Beim Oberschwung lassen Sie das Seilende dann aus der Pendelbewegung von hinten über den Scheitelpunkt schwingen, beim Unterschwung von vorn. Der Oberschwung hat eine auf das ganze Pferd tendenziell einschüchternde, disziplinarische Wirkung, während der Unterschwung mehr auf die Gliedmaßen, deren Vorschwingen und Bewegungstakt einwirkt.

>TIPP

Achtung, Sicherheitsabstand!

Bei der Leitseilarbeit müssen Sie unbedingt auf genügend großen Sicherheitsabstand und entsprechende Positionierung achten, für den Fall, dass Ihr Pferd einmal ausschlagen sollte! Bei nervösen oder widersetzlichen Pferden sind unbedingt die Vertrauensübungen vorzuschalten, bis die Berührung und das Touchieren ohne Widerstand, Ablehnung und Furcht vertrauensvoll akzeptiert werden.

Nachgeben

Wenn mit dem Gleitgriff Kontaktdruck aufgebaut wird, um das Pferd zu einer nachgiebigen Reaktion zu motivieren und/oder das Setzen eines Hufes zu beeinflussen, ist es wichtig, dass Sie in dem Augenblick, in dem das Pferd wie gewünscht reagiert, sofort den Kontaktdruck aufgeben und nachgiebig mit dem Seil sind. Achten Sie darauf, Ihr Gefühl und Ihr Bewusstsein für den richtigen Moment und die gewünschte Reaktion zu entwickeln. Dies ist eine der wesentlichen Zielsetzungen der Leitseilarbeit und führt zur Leichtigkeit.

Die Körpersprache

Bei all Ihren Aktivitäten hat Ihre Körperhaltung stets Einfluss auf die Reaktionen des Pferdes. Es ist deshalb wichtig, sich die eigenen Verhaltensmuster bewusst zu machen und nach und nach im Sinne einer für das Pferd verständlichen Körpersprache zu ordnen. Pferde können sich nach genügender Wiederholung auf jede Signalgebung einstellen (Konditionierung). Dementsprechend kreieren manche Ausbilder vielerlei künstliche, das heißt selbst erfundene Verständigungsrituale. Der Nachteil dabei ist, dass ein so konditioniertes Pferd stets von jedem Menschen genau diese Verständigung erwartet. Wird sie nicht verwendet, ist es verunsichert.

Als Alternative zu einem „künstlichen" Verständigungssystem kann man ein System nutzen, das von allen Pferden instinktiv verstanden wird, da es ihren Verhaltensritualen entspricht. Das bedeutet, dass Sie die grundsätzlichen Haltungs-, Positionierungs- und Bewegungsformen von Pferden erlernen sollten. Damit haben Sie eine artgerechte Kommunikationsmöglichkeit. Bei der The Gentle Touch-Leitseilarbeit setzen wir nur solche „natürlichen" Bewegungsrituale als Mittel der Verständigung ein.

Es ist also wichtig, dass Sie sich bewusst machen, wo Sie hinschauen, wie Sie sich mit Ihrer Querachse zum Pferd positionieren und ob Sie eine Vorwärts- oder Rückwärtstendenz in Ihren Bewegungen haben. Auch Ihre Atmung, Körperspannung und Position zur Bewegungslinie des Pferdes sind von Bedeutung. Ihr Pferd zeigt Ihnen bei den Übungen durch seine Reaktionen, ob Sie sich „pferdisch" verständlich machen. Nach und nach wird Ihre Selbstwahrnehmung besser werden, und mit der Eindeutigkeit Ihrer Körpersprache wird Ihr Pferd ruhiger, gelassener und vertrauensvoller reagieren.

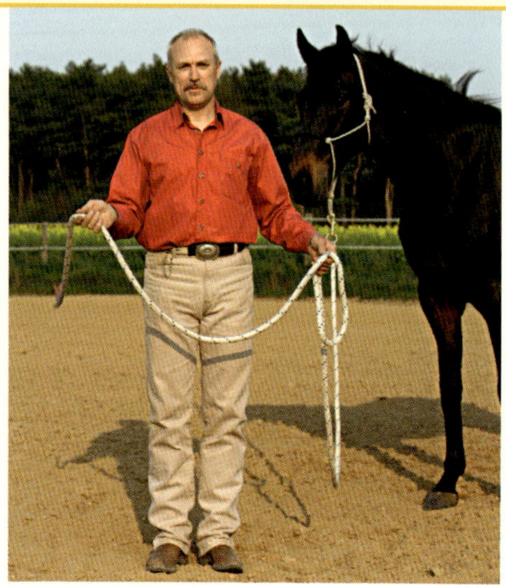

Das lockere Seilende wird in eine Pendelbewegung versetzt.

Pferde als Flucht- und Herdentiere haben eine feine Wahrnehmung für ihre Umgebung und die anderen Lebewesen. Instinktiv werden ihre Emotionen und ihr Handeln dadurch beeinflusst. Sie meiden alles Unangenehme und suchen die Nähe des Angenehmen. Sie wählen dementsprechend ihre Stand- oder Bewegungsorte. Ein Pferd hat ständig die Entscheidung neu zu treffen: Wo halte ich mich gerne auf und wo nicht? Daraus ergibt

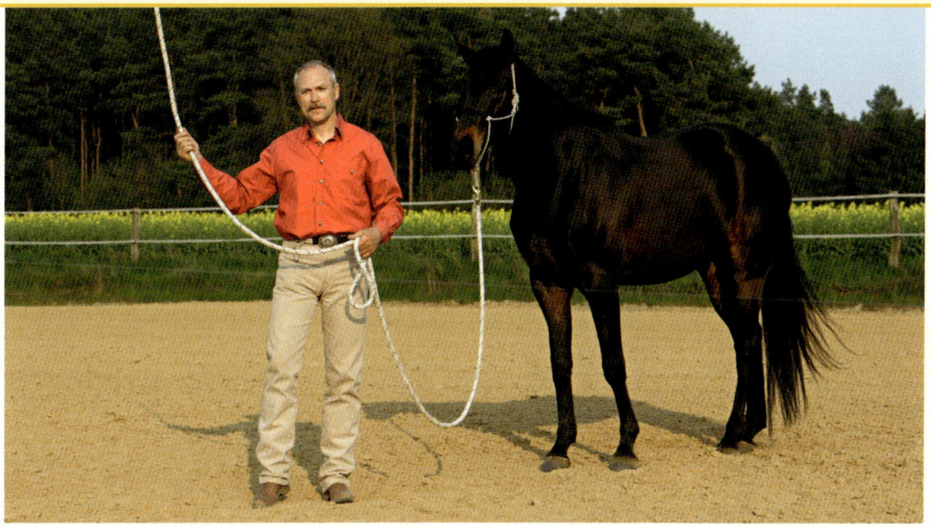

Beim Oberschwung lässt man das Seilende aus der Pendelbewegung von hinten über den Scheitelpunkt schwingen, beim Unterschwung von vorn. Das Leitseilende ist der verlängerte Arm.

sich im Sozialgefüge die Verständigungsgrundlage. Ihr Pferd versteht Sie dann am besten, wenn Sie ihm vermitteln können, **wo** es sich bewegen oder aufhalten soll und **wo nicht**. Es wird Sie nicht ohne Weiteres verstehen, wenn Sie ihm vermitteln möchten, **wie** es sich bewegen soll oder nicht. Auf dieser Erkenntnis basieren die Übungen der Bodenschule zum großen Teil.

Pferde registrieren auch kleinste Signale.

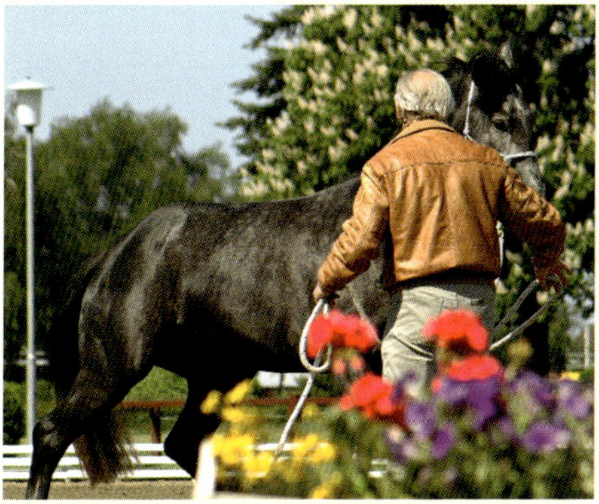

Die Positionierung zum Pferd

Durch Ihre Positionierung zeigen Sie ihm, auf welches „Territorium" Sie Anspruch erheben (Diskomfortzone). Übrig bleibt der Bereich, in dem es sich aufhalten darf (Komfortzone). Der Körperteil (Hüfte, Schulter, Arm), den Sie ihm zuwenden, baut „Druck" auf. Er treibt an, begrenzt oder blockiert seine Bewegung und lässt es weichen. Der Körperteil, den Sie von ihm abwenden, „öffnet die Tür" und gewährt Raum, in den hinein es sich bewegen kann und Entspannung findet (Komfortzone). Nach und nach sucht es diese Komfortzonen bewusst und strebt ihnen zu, ohne dass deutlicher „Druck" aufgebaut werden muss. Dies ist Ihr Ziel! Sie geben Ihm die Idee, wo es „Komfortzonen" findet, es sucht diese und übernimmt das Verhalten als eigene Idee, da es sie versteht und es damit positive Erfahrungen macht.

Die Blickrichtung

Pferde haben die seitliche Augenposition von Fluchttieren und sehen binokular, Menschen haben die Front-Augenposition zum besseren Fokussieren. Ein Pferd nimmt es wahr, wenn wir einen bestimmten Punkt an seinem Körper oder in der Umgebung fokussieren. Es leitet aus unserer Blickrichtung ab, wo wir uns hinbewegen wollen.

Sie sollten also stets nur dorthin schauen, wo Sie hingehen wollen oder wohin Sie einwirken wollen. Ihr fokussierter Blick macht „Druck". Deshalb schauen Sie dem Pferd während der Übungen nicht dauerhaft und penetrant in die Augen oder stets auf die Stirn, das blockiert und verwirrt es. Lassen Sie Ihren Blick streifen oder parallel mit dem Pferd wandern, wenn Sie keinen „Druck" machen möchten, schauen Sie auf die Körperteile, auf die Sie „Druck" ausüben möchten.

Auch unser Blick lenkt das Pferd.

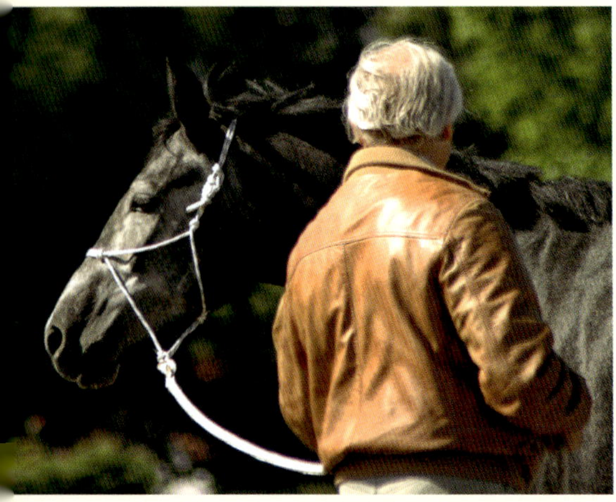

Haltung

Die Haltung eines Lebewesens sagt oft sehr viel über seine Gefühlslage und innere Einstellung aus. Dies trifft auf Pferd und Mensch gleichermaßen zu. Richten Sie sich bewusst auf und erhöhen die Grundspannung in Ihrem Körper, so übt das „Druck" auf das Pferd aus, lassen Sie die Anspannung sinken und „erschlaffen", so signalisiert das Entspannung und wird vom Pferd als positiv empfunden.

Atmung

Die Atmung hat Einfluss auf Ihre Haltung und den Grad Ihrer Grundspannung sowie auf Ihren Pulsschlag. Pferde haben dafür ein feines Gespür. Versuchen Sie regelmäßig, ruhig und tief zu atmen, auch wenn es mal etwas hektisch wird.

Einstellung

Ihre innere Einstellung hat auf alle vorgenannten Aspekte Einfluss, denn sie wird vom Pferd wahrgenommen. Ihr Pferd schuldet Ihnen nichts, es hat sich nicht gewünscht, von Ihnen zum „Freizeitpartner" erkoren und zum Reitpferd umfunktioniert zu werden. Sie schulden Ihrem Pferd etwas: Sie müssen ihm Hilfestellung geben, damit es Sie verstehen lernt und herausfinden kann, welches Verhalten Sie von ihm erwarten. Spielen Sie „ältere(r) Schwester oder Bruder", die zeigen, wo und wie etwas gemacht werden soll, und vergessen Sie vor allem die Begriffe „falsch", „richtig" und „Strafe".

>INFO

Die Balance von Respekt und Vertrauen

Mit der Arbeit am Leitseil verinnerlichen Sie Schritt für Schritt die grundlegenden Prinzipien guter, universeller Horsemanship und nehmen diese in Ihr eigenes Verhalten auf. Sie lernen, Ihre eigenen Bewegungen individuell und situationsbezogen auf das Bewegungsverhalten eines Pferdes abzustimmen und gleichzeitig die Reaktionen der eigenen Einwirkungen und Signale zu beobachten, zu erfühlen und zu interpretieren. Sie lernen von dem Pferd und mit dem Pferd, Sie werden zu Partnern. Damit wird in diesem Bereich der Bodenschule ein wesentlicher Beitrag zur Entwicklung desjenigen Reiterbewusstseins und -gefühls geleistet, welches die Voraussetzung für gutes Reiten ist.

Durch die Regelmäßigkeit der Übungen und den Umstand, dass sich das Pferd stets in der Rolle des beobachtenden Signalempfängers und des Reagierenden befindet, Sie als Ausbilder andererseits die Rolle des Agierenden einnehmen, entwickelt sich eine natürliche Akzeptanz für Ihre Leitfunktion. Durch systematische Wiederholung wird diese Rollenverteilung nach und nach dauerhaft gefestigt. Sie schafft eine Sozialpartnerschaft, die durch das Gleichgewicht von Respekt und Vertrauen sowohl beim Pferd als auch beim Menschen gekennzeichnet ist. Dies ist eine unabdingbare Voraussetzung für eine harmonische Ausbildungsarbeit!

Übung 1: Lockern und Mobilisieren des Pferdes im Stand

Ihr Pferd hat im Rahmen des Führtrainings gelernt, ruhig zu stehen und ist aufmerksam und vertrauensvoll. Nun fordern Sie es durch gezielte und gefühlvolle Druckkontakte mit der Hand im Kopf- und Halsbereich auf, die Halsmuskeln seitlich zu dehnen und den Hals seitlich abzubiegen oder zu senken. Durch Wiederholung lernt das Pferd, diese Dehnungsübungen mit Entspannung zu verknüpfen, die Wohlbefinden vermittelt. Sie können das Pferd dann später gezielt entspannen, wenn es unruhig oder erregt ist. Mit etwas Übung können sogar Muskelverspannungen in anderen Körperbereichen aufgespürt, gelockert und mögliche Schmerzzustände verringert oder aufgelöst werden. Das Pferd soll deshalb lernen, auf die verschiedenen Berührungsreize, die später bei der Leitseilarbeit vom Knotenhalfter auf den Kopf wirken, mit entspannter Nachgiebigkeit zu reagieren.

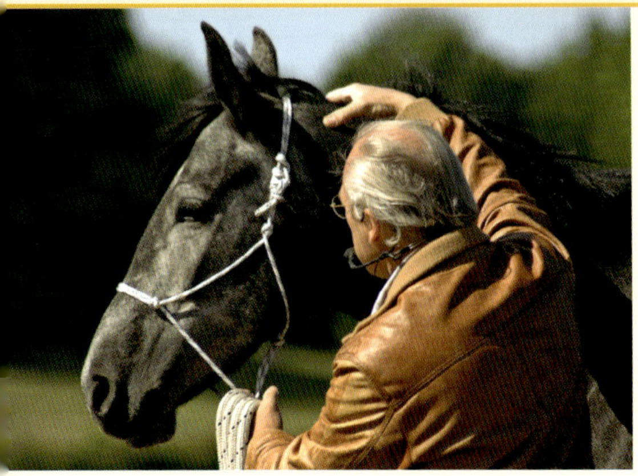

Damit das Pferd den Kopf senkt, gibt man Impulse auf die beiden seitlichen Muskelbereiche.

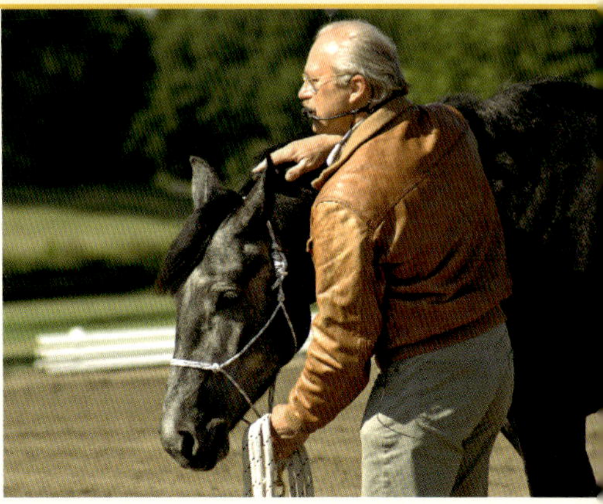

Sobald es den Hals streckt und sich entspannt, werden die Druckimpulse ausgesetzt.

Sie lernen

- Druckimpulse zur Muskelentspannung zu geben,
- willige Nachgiebigkeit zu entwickeln.

Ihr Pferd lernt

- sich bewusst zu entspannen,
- den Hals zu beugen,
- den Kopf zu senken.

So geht's

Um Ihr Pferd zu veranlassen, den Kopf zu senken, stellen Sie sich in Blickrichtung neben seinen Hals und legen die flache Hand hinter den Ohren auf seinen Mähnenkamm. Mit den Fingerkuppen von Daumen und Zeigefinger drücken Sie mit wechselnden Impulsen auf die beiden seitlichen Muskelbereiche etwa eine halbe Handbreit hinter den Ohren (siehe Fotos). Entspannt sich Ihr Pferd erstmalig und senkt den Kopf etwas, geben Sie sofort die Druckimpulse auf. Die Einwirkungen werden wiederholt, bis es den Kopf etwa bis auf die Höhe der Karpalgelenke absenkt. Lassen Sie es danach den Kopf wieder in „Normalposition" nehmen.

Um es mit der seitlichen Nachgiebigkeit vertraut zu machen, stellen Sie sich neben seinen Hals in Führposition und lassen es den Kopf etwa so weit senken, dass Sie Ihren Arm über seinen Hals legen können. Die Handfläche legen Sie seitlich am Kopf im Bereich der Jochbeinleiste auf und bauen mit den Fingerkuppen etwas seitlichen Intervall-Druck auf. Das Pferd soll den Hals nun zu Ihnen hin und um Sie herum seitlich biegen und dabei ruhig stehen bleiben. Bewegt es sich seitlich, drehen Sie sich mit und halten leichten Dauerkontakt aufrecht, bis es stehen bleibt und den Hals biegt. Nur mit behutsamer Dosierung der Druckimpulse können Sie Ihr Ziel erreichen. Sobald Ihr Pferd in der gewünschten Form ansatzweise reagiert und nur den Kopf seitlich vom Druck weg bewegt, wird der sofort eingestellt. Durch Wiederholungen regen Sie es nach und nach an, ihn auf horizontaler Ebene bis etwa 90 Grad rechtwinklig zu biegen und dabei so weit zu entspannen, dass Sie keinen Widerstand mehr fühlen. Lassen Sie es nach einigen Sekunden in der deutlichen Dehnungshaltung ganz langsam wieder in die Ausgangsposition zurückkehren.

Beginnen Sie mit den Übungen zunächst auf der nachgiebigen Seite, erst später auf der steifen. Gelingt diese Übungsvariante mit minimalen Berührungsreizen und Ihr Pferd biegt sich mit Kopf und Hals kontrolliert und locker um Sie herum, haben die Übungen Ihren Zweck erreicht.

Seien Sie „gentle“

Versuchen Sie nicht, die Reaktion mit Kraft zu forcieren. Besetzen Sie Druckpunkte, begrenzen Sie und warten Sie, bis Ihr Pferd von sich aus seine Muskeln dehnt und sich biegt oder den Kopf sinken lässt. Diese Übungsreihe hat drei wichtige Effekte: Ihr Pferd beginnt den punktuellen Kontaktdruck zu verstehen, entspannt sich und lässt sich widerstandslos in der Körperhaltung im Bereich der Frontmuskulatur strecken und formen. Gelingt das problemlos, beginnen Sie mit der nächsten Übungsreihe.

>INFO

Mobilisieren und Entspannen mit System

Diese Übungsreihe ist aus der im Humanbereich angewandten Progressiven Muskelentspannung (auch: Progressive Muskelrelaxation, oder Progressive Relaxation, bzw. Tiefenmuskelentspannung) abgeleitet. Dies ist ein Verfahren, bei dem durch die willkürliche und bewusste An- und Entspannung bestimmter Muskelgruppen ein Zustand tiefer Entspannung des ganzen Körpers erreicht wird. Es werden nacheinander die einzelnen Muskelpartien in einer bestimmten Reihenfolge zunächst angespannt, die Muskelspannung kurz gehalten, und anschließend die Spannung gelöst. Die Konzentration wird dabei auf den Wechsel zwischen Anspannung und Entspannung gerichtet und auf die Empfindungen, die mit diesen unterschiedlichen Zuständen einhergehen. Ziel ist eine Senkung der Muskelspannung unter das normale Niveau durch eine verbesserte Körperwahrnehmung. Mit der vereinfachten Anwendung am Pferd kann mit der Zeit eine muskuläre Entspannung im Halsbereich erreicht werden, wann immer es über entsprechende Berührungsreize und Biegeübungen dazu angeregt wird. Zudem können durch gezielte Weiterentwicklung dieser grundsätzlichen Entspannungsübungen der Muskulatur im Halsbereich auch körperliche Unruhe oder Erregung reduziert werden und Muskelverspannungen in anderen Körperbereichen aufgespürt und gelockert und damit Schmerzzustände verringert werden.

Übung 2: Vorübungen

Für die richtige Anwendung und Handhabung des Leitseils benötigt man einige Übung. Es ist deshalb sinnvoll, wenn Sie den Umgang mit dem Seil und die Grifftechnik zunächst nicht am Pferd üben, sondern mit einer Person, die die Rolle des Pferdes übernimmt. Hält diese das Leitseil mit vorgestreckten Armen mittig vor dem Körper, entsteht für Sie etwa das Gefühl, wie es sich durch die Verbindung mit dem Leitseil zum Pferdekopf ergibt (siehe Foto). Die Person empfindet die Impulse ähnlich wie das Pferd am Kopf. Positionierung, dosierte Kontaktaufnahme und Nachgleitenlassen des Seils kann so in ruhigen Handgriffen geübt werden, ohne dass bei Handhabungsfehlern ein Pferd irritiert wird. Es empfiehlt sich auch, die Rollen zu tauschen und selbst die Rolle des Pferdes zu übernehmen. So können Sie ein gutes Gefühl für die Situation und die Wahrnehmungen des Pferdes entwickeln.

Wenn möglich, so ist es ratsam, wenn Sie danach mit einem ruhigen und vorgeschulten Pferd im Schritt arbeiten, um die Anwendung der Seilhandhabung am Pferd in der Bewegung im Ansatz kennenzulernen. Dabei sollten Sie das Augenmerk darauf legen, die Stütz- und Schwebephasen der einzelnen Beine zu beobachten und die gezielte taktmäßige Impulsgabe in den entsprechenden Schwebephasen einzelner Beine üben.

Durch abwechselnde Rollenspiele kann man die Leitseiltechnik und das Timing einüben.

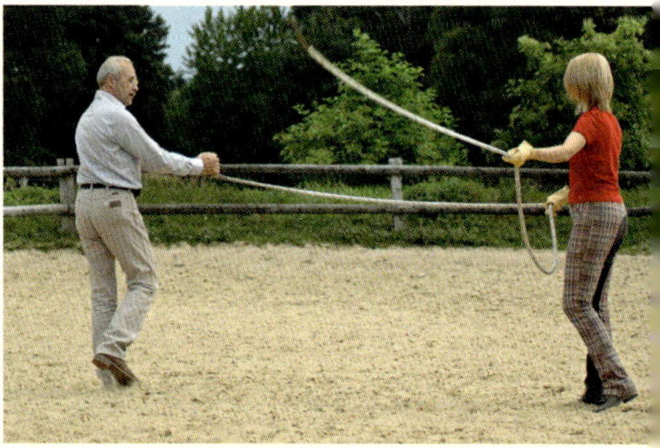

Übung 3: Hinterhandkontrolle

Die Vorwärtsbewegung eines Pferdes wird im Wesentlichen durch den Schub der Hinterhand bestimmt. Gelingt es, ein Pferd zum diagonalen Kreuzen mit den Hinterbeinen zu veranlassen, wird ihm damit die Möglichkeit genommen, sich in höherem Tempo vorwärtszubewegen.

Mit der Übung 3 lernen Sie diese Form der Kontrolle am Leitseil. Die zwei Übungsvarianten 3a und b sind besonders geeignet, die Hinterhand Ihres Pferdes besser zu kontrollieren. Durch entsprechende Signale mit dem Leitseil zum Halfter und Signalgebung mit dem Leitseilende bewirken Sie, dass Ihr Pferd die Hinterbeine kreuzt. Die erste Variante (Übung 3a) wird bei Pferden mit sehr viel Vorwärtsdrang angewandt, die zweite (Übung 3b) folgt dann oder sie wird sofort bei Pferden mit wenig Vorwärtstendenz eingesetzt.

Sie lernen

- mit Körpersprache und Leitseiltechnik Ihr Pferd zum Nachgeben und seitlichem Weichen zu veranlassen,
- auf die Fußfolge Ihres Pferdes und die Stütz- und Schwebephasen zu achten,
- selbst mehr und mehr zum Agierenden zu werden.

Ihr Pferd lernt

- dem Druckkontakt des Halfters am Kopf und den Signalen und Berührungen mit dem Leitseilende gegenüber nachgiebig zu reagieren,
- sich Ihnen zuzuwenden, anstatt sich Ihnen und damit auch Ihrer Einwirkung nach Möglichkeit zu entziehen,
- Ihnen gegenüber aufmerksam zu werden und Ihre Körperposition und die Signale mit dem Leitseilende besonders in der Wirkung auf die Hinterhand zu akzeptieren.

So geht's

Mit dem Leitseil bauen Sie taktmäßig weichen Kontaktdruck über das Halfter zur Außenseite des Pferdekopfes auf, außerdem schwingen Sie das Leitseilende mit einem Oberschwung in Richtung Hinterhand. Das Pferd beginnt als Reaktion darauf mit der Hinterhand auszuschwingen und aus der Spur zu treten. Dabei soll es mit dem inneren Hinterfuß kreuzend vor den äußeren treten. Um dem Pferd zu vermitteln, dass genau diese Aktion von ihm gewünscht wird, ist es wichtig, dass Sie im richtigen Moment (Timing) am Seil sofort nachgeben, wenn es mit den Hinterbeinen die Spur der Vorderbeine verlässt. Es wird schon bald aufmerksam, sensibel und weich auf den Halfterkontakt und die Signale mit dem Leitseilende reagieren.

Übung 3 a: Kreuzen der Hinterbeine (circa drei Meter Distanz)

Leiten Sie Ihr Pferd (besonders geeignet bei Vorwärtsdrang) für diese Übung im Schritt auf einen drei bis vier Meter großen Kreisbogen im Schritt.

Bei dieser Übung wollen Sie Ihrem Pferd vermitteln, dass es sich durch stürmisches oder ungeregeltes Vorwärtslaufen Ihrem Einfluss nicht entziehen kann.

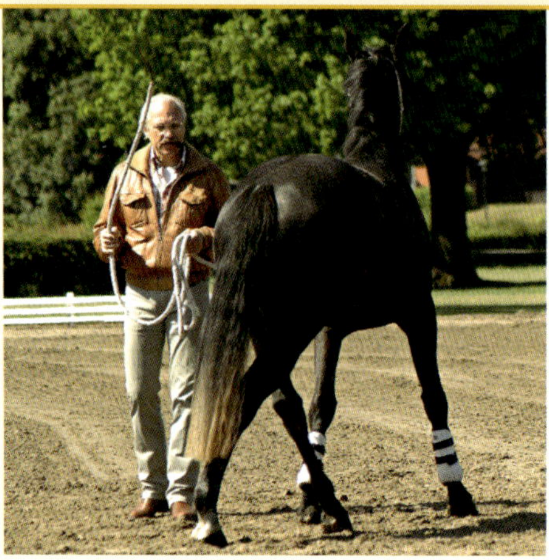

Der Hinterfuß soll deutlich vorwärts-seitwärts vor dem äußeren Hinterhuf vorbeitreten.

Sie geben ihm keine Gelegenheit, seine Kraft und seine Masse einzusetzen und am Führseil zu ziehen. Stellen Sie einen passiven blockenden Kontakt über das Leitseil zum Halfter her. Nun holen Sie den Kopf mit regelmäßigen Impulsen etwas zu sich hin, ohne einen Dauerzug auszuüben. Gleichzeitig schwingen Sie das Leitseilende in Richtung Kruppe und touchieren gegebenenfalls. Dabei gehen Sie an der Kruppe seitlich nach hinten vorbei. Der innere Hinterfuß muss als Reaktion auf die Einwirkung mit Halfter und Leitseilende deutlich vorwärts-seitwärts vor dem äußeren Hinterhuf vorbeitreten, nicht dahinter, daneben oder nur ein klein wenig davor. Die Impulse werden gesteigert, bis das Pferd nach vermehrtem Überkreuzen zum Stillstand kommt und Sie anschaut. In dem Moment geben Sie jegliche Einwirkung über das Leitseil auf. Sobald Ihr Pferd von sich aus unaufgefordert losläuft, wiederholen Sie die Übung ein weiteres Mal.

Diese Übung bewirkt beim Pferd, dass es überschüssige Vorwärtsenergie abbaut. Ihm wird bewusst gemacht, dass es sich Ihrem grundsätzlichen Einfluss nicht entziehen kann. Seine Vorwärtsenergie wird nicht unterdrückt oder gar grob geblockt, sondern umgelenkt. Es bekommt keine Möglichkeit, seine Körperkräfte destruktiv einzusetzen. Seine Rücken- und Kruppenmuskulatur lockert sich durch die energischen Diagonalbewegungen der Hinterbeine.

Übung 3b: Kreuzen der Hinterbeine (Position am Pferd)

Diese Übung hat das Ziel, das Pferd zum Überkreuzen zu bewegen und dabei die Vorwärtsbewegung zu erhalten. Sie lassen es in einem engen Kreis um sich herumgehen und positionieren sich dazu dicht an seiner Schulter. Sie sind dem Pferd zugewandt und Ihre dem Pferdekopf nähere Hand ist auf Schulterhöhe und hält einen leichten Kontakt mit dem Leitseil zum Kopf. Um es zur Nachgiebigkeit bei Halfterkontakt, vermehrter Körperbiegung und zum Überkreuzen mit den Hinterbeinen zu veranlassen, heben Sie die Hand nun, führen sie dicht am Hals in Richtung

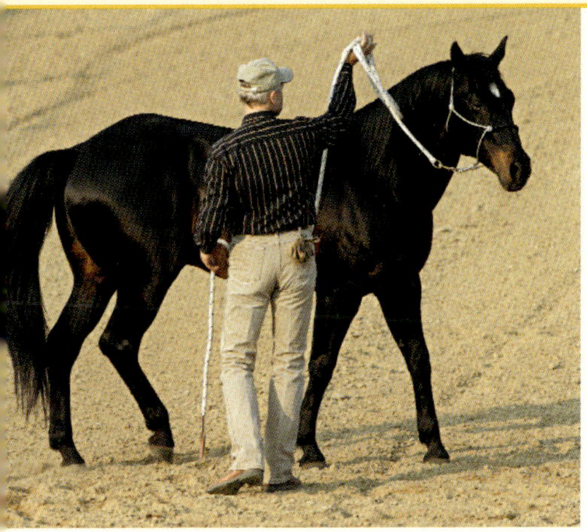

Dicht am Pferd hebt man die Hand und führt sie dicht am Hals gedreht nach oben.

Widerrist und drehen die Handfläche dabei zum Himmel. Diese Bewegung bewirkt einen leichten Kontakt zum Halfter und mit dem Führseil an der inneren Halsseite, auf den das Pferd mit mehr Längsbiegung und durch Ausschwingen der Hinterhand und mit kreuzenden Schritten des inneren Hinterbeins reagieren soll. Stellt sich diese Reaktion nicht ein, können Sie mit der anderen Hand mit dem Leitseilende im Bereich der Kruppe von oben nach unten leicht touchieren. Sobald es Ihnen ein bis drei überkreuzende Schritte anbietet, senken Sie Ihre Hand wieder in die Ausgangsposition, lassen das Leitseil länger werden und treiben das Pferd in eine gleichmäßige, ruhige Vorwärtsbewegung auf einem kleinen Kreis.

Übung 4: Vorhandkontrolle

Mit dieser Übung bekommen Sie vermehrt Kontrolle über die Vorhand des Pferdes. Sie lassen es im Bereich der Schulter von Ihnen weg weichen, Sie kontrollieren und begrenzen es aber auch nach außen und lassen es zu sich hereinwenden. Dabei ist Ihr Ziel taktmäßiges, flüssiges Überkreuzen der Vorderbeine.

Sie lernen

- mit Körpersprache und Leitseiltechnik Ihr Pferd in der Schulterposition zu kontrollieren,
- auf die Fußfolge Ihres Pferdes und die Stütz- und Schwebephasen zu achten,
- selbst vom Reagierenden mehr und mehr zum Agierenden zu werden.

Ihr Pferd lernt

- dem Druckkontakt des Halfters am Kopf und den Signalen und Berührungen mit dem Leitseilende gegenüber nachgiebig zu reagieren,
- Sie nicht mehr mit der Schulter zu bedrängen,
- grundsätzlich nicht mit der Schulter nach außen zu drängen,
- auf engem Raum koordiniert und flüssig zu wenden,
- mit den Vorderbeinen zu kreuzen,
- Ihnen gegenüber aufmerksam zu werden und auf Ihre Körperposition und die Signale mit dem Leitseilende besonders mit der Vorhand willig zu reagieren.

So geht's

Mit Hilfe dieser Übung gelingt es Ihnen, Ihre Signalgebung in Bezug auf mehr Kontrolle über die Schulterposition und die Vorderbeine Ihres Pferdes zu verfeinern. Dazu leiten Sie Ihr Pferd auf einem Kreisbogen von circa drei bis vier Metern im Schritt, später im langsamen Trab.

Durch Ihre Körperposition und zielendes Schwingen mit dem Leitseilende wirken Sie auf die Schulter ein, damit Ihr Pferd nicht zu Ihnen hindrängt. Weiterhin möchten Sie es im Schulterbereich mit gleichen Einwirkungen nach außen weichen lassen, sodass es sich mehr im ganzen Körper biegt. Außerdem wird es auf diese Weise möglich, einen Zirkel zu vergrößern bzw. zu verkleinern oder das Pferd von gebogener Linienführung auf eine Gerade und wieder zurückzuleiten. Sie veranlassen es, auf Impulse mit leichtem Kontaktdruck und Positionswechsel hin mit überkreuzenden Vorderbeinen zu Ihnen hin mit einer Kehrtvolte nach innen zu wenden, um dann sofort wieder den Abstand zu vergrößern und auf die alte Kreislinie zurückzukehren.

Diese Wende-Übungen sind zunächst für Sie etwas schwieriger auszuführen, weil Sie mit Ihren Händen das Führseil umgreifen müssen. Dabei kommt es auf gutes Timing an. Ihr Pferd braucht eine klare und eindeutige Signalgebung, entsprechende Körperpositionierung und gutes Timing, wenn es diese Bewegungen flüssig und prompt ausführen soll.

Übung 4a: Schulter nach außen weichen lassen

Lassen Sie das Pferd im Schritt mit etwa drei Metern Abstand im Kreis gehen. Schwingen Sie das Leitseilende in Richtung Pferdeschulter. Drängt Ihr Pferd mit der Schulter energisch nach innen, wirken Sie mit einem Oberschwung touchierend an der Schulter ein. Sobald das Pferd minimal nach außen ausweicht, lassen Sie das Seilende auspendeln und loben es. Wiederholen Sie diese Einwirkung, bis es flüssig immer dann nach außen weicht, wenn Sie es nicht touchieren. Bei einem Pferd, das Sie nicht bedrängt, wirken Sie mit schnalzender Stimme und taktmäßigem Unterschwung ein, wenn es mit dem äußeren Vorderbein in der Schwebephase ist. Sobald es auch nur etwas nach außen weicht, loben Sie es und lassen das Leitseilende auspendeln.

So weicht das Pferd nach außen.

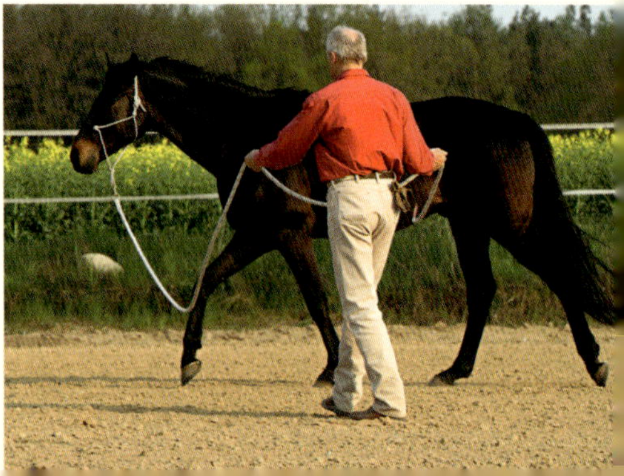

Übung 4b: Schulter außen begrenzen

Sollte Ihr Pferd nach außen drängen und stetig am Leitseil ziehen, versuchen Sie nicht, mit Dauerzug dagegenzuwirken. Lassen Sie es im Schritt mit etwa drei Metern Abstand im Kreis gehen. Geben Sie stets taktmäßig Impulse mittels Leitseil zum Halfter auf die Außenseite des Pferdekopfes, wenn es mit dem inneren Vorderbein in der Schwebephase ist (siehe Foto).

Sobald es den Zirkel auch nur minimal nach innen für ein oder zwei Schritte verkleinert, setzen Sie die Impulse aus. Es wird anfänglich immer wieder nach außen drängen, besonders auf seiner steiferen Seite. Nach einigen Wiederholungen sollte es mit leichteren Impulsen hereinkommen und länger den Abstand halten, ohne nach außen zu drängen.

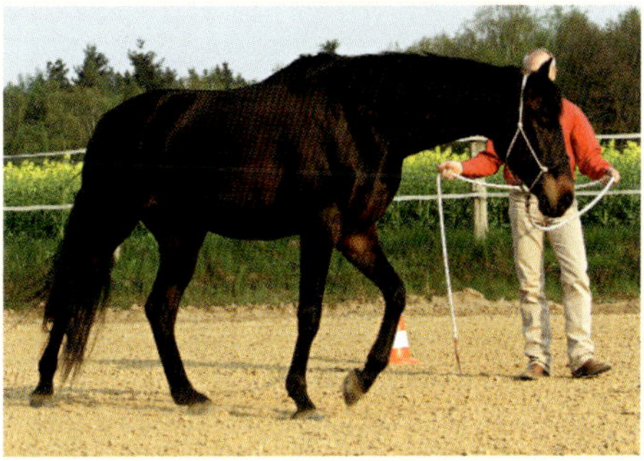

Taktmäßige Impulse verhindern das nach außen Drängen.

In den folgenden Trainingssequenzen wird es immer bereitwilliger den Abstand halten, ohne nach außen zu ziehen. Seine natürliche Schiefe reduziert sich.

Übung 4c: Wendungen

Leiten Sie Ihr Pferd auf einen Kreisbogen. Die Hand in Bewegungsrichtung führt das Seil, die andere dem Hinterteil nähere, hält das Leitseilende und schwingt es, falls nötig. Damit das Pferd mit der Vorhand herumtritt und wendet, lässt die der Hinterhand zugewandte Hand das Seilende fallen, greift von oben mit flacher Hand auf das Seil etwa zwei bis drei Handbreit vor der führenden Hand in Richtung Pferdekopf. Dabei zeigt der kleine Finger zum Pferd und der Daumen zu Ihrem eigenen Körper. Von dort fährt sie in Richtung Pferdekinn am Seil entlang, schließt sich und wird in einem Bogen vor dem Körper in Richtung Kruppe geführt. Es bildet sich ein dynamischer Winkel in Form eines V im Seil zwischen Hand und Pferdekopf.

Bei ignoranten Pferden gehen Sie energisch in Richtung Kruppe und auf einer geraden Linie daran vorbei. Wiederholen Sie dies nach beiden Seiten, bis Ihr Pferd aufmerksamer reagiert. Bei einem aufmerksamen Pferd genügen Impulse auf den Pferdekopf mittels Seil und Halfter, wenn es mit seinem inneren Vorderbein in die Schwebephase übergeht.

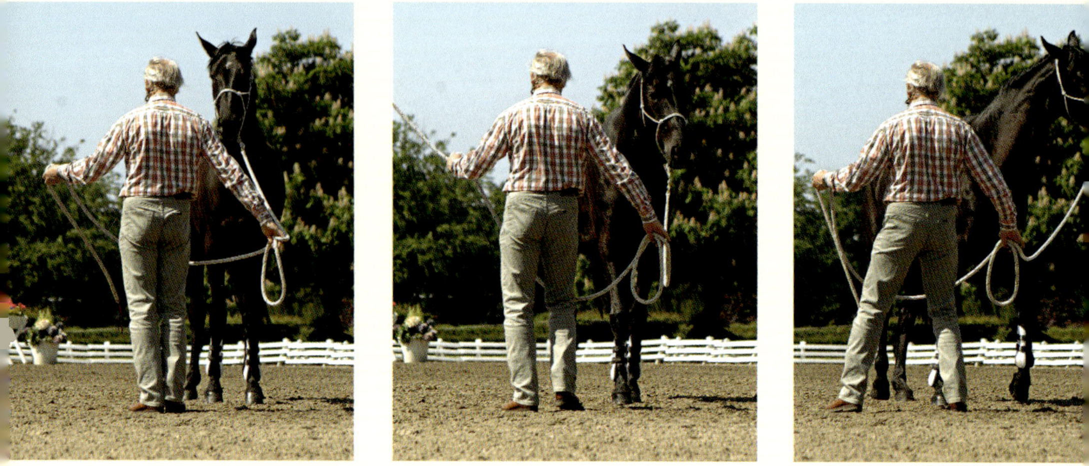

Um eine Wendung einzuleiten, erhöht man den „Druck" auf der Seite, von der das Pferd abwenden soll und gibt Raum frei auf der Seite, zu der es sich hin wenden soll.

Timing ist alles

Wenn das Pferd zu Ihnen herein wendet, setzen Sie die Impulse aus. Verändern Sie Ihre Körperposition so, dass Ihr Pferd genügend Raum hat, um zu wenden. Unterstützen Sie die Wendung, indem Sie mit dem Seilende in Richtung äußerer Schulter schwingen, damit das Pferd die Wendung vollendet. Gleichzeitig wenden Sie sich in die ursprüngliche Bewegungsrichtung Ihres Pferdes und machen dorthin ein oder zwei seitliche Ausfallschritte, um dem Pferd zu signalisieren, dass Sie ihm den Weg versperren wollen.

So schwer es Ihnen zu Anfang auch erscheinen mag, es ist wichtig, diese Übung ohne Hektik auszuführen, auch wenn sie Ihnen dann vielleicht misslingt. Im Zweifel sollten Sie noch mal die Leitseilübungen ohne Pferd wiederholen.

Auch ist die Setting-Übung besonders geeignet, ohne Hektik die Leitseiltechnik in Wendungen zu üben.

>INFO

Schlüsselfähigkeiten

Diese Übungen schaffen die Grundlage für Verständigung und Körperkontrolle durch Signalhilfen. Die Eindeutigkeit und Bedeutung von Körperhaltung, -positionierung und Seiltechnik wird in den Grundlagen erarbeitet. Besonders das gute Timing ist sehr wichtig, doch seine Perfektionierung erfordert Übung. In dieser Phase hilft es Ihnen, wenn Sie mit der Stimme den Schritttakt laut mitzählen oder -sprechen. Dadurch wird sich Ihr Taktgefühl schnell verbessern.

Übung 5: Setting/Fencing

Mit deutlicher Körpersprache, Impulsen mittels Leitseil und Knotenhalfter und gezielten Schwingungen des Leitseilendes können Sie Ihr Pferd inzwischen auf einem Kreis relativ kontrolliert leiten und wenden. Um die Schulterkontrolle zu verbessern, eignet sich die Übung des Setting. In dieser einfacheren Variante dient sie Ihnen dazu, mit Hilfe der Bande oder Einzäunung eine Lernsituation mit einer räumlichen Begrenzung zu schaffen. Durch die Begrenzung können Sie die Handhabung des Leitseils besser üben, um die Kontrolle über die Vorhandaktivität Ihres Pferdes (Schulterkontrolle) zu optimieren. Wir nutzen die Barriere der Bande, um das Pferd kurz zu „setzen" und verharren zu lassen, deshalb nennen wir sie „Setting".

Das Pferd lernt, vor der Wendung zu warten und Sie können es mit der Schulter von sich weg weichen lassen. Es führt eine enge Wendung aus und kreuzt dabei vorn gut über. Sie können es im Anschluss an die Wendung wieder präzise auf die Halbzirkellinie zurückschicken. Sie haben Zeit, in Ruhe zu handeln. Die Signalgebung ist die gleiche wie in den Wendeübungen auf Seite 73.

Kräftemessen ausschließen

Manche Pferde gebärden sich am Leitseil so unkontrollierbar, ungehorsam, ignorant oder stürmisch, dass ein Kräftemessen nicht zu vermeiden wäre. Das ist aber nicht das Ziel der Leitseilarbeit.

Um einen kontrollierten Ansatz zu erarbeiten, ist die Fencing-Übung geeignet. Besonders zur Korrektur heftiger Pferde bietet sie Ihnen viele Vorteile und führt bald zu einer Bewusstseinsänderung. Sie ist eine Kontrollbasis, aus der heraus dann erst die anderen Übungen am Leitseil möglich werden. Dabei ist es wichtig, nur solche Einzäunungen zu wählen, über die das Pferd nicht springt. Die Übung sollte bei sehr stürmischen Pferden zunächst nur von routinierten Ausbildern praktiziert werden!

Für das Setting bzw. Fencing lassen Sie Ihr Pferd auf einem kleinen Zirkel laufen, der an der Bande vorbeiführt. Verkürzen Sie dabei schrittweise den Abstand zur Bande und versperren Sie dem Pferd deutlich den Weg zwischen Ihrer Position und der Bande. Aus dem Zirkel wird so ein Halbkreis, der mit

Mit der Bande als Barriere wird die korrekte Ausführung der Wendung erleichtert.

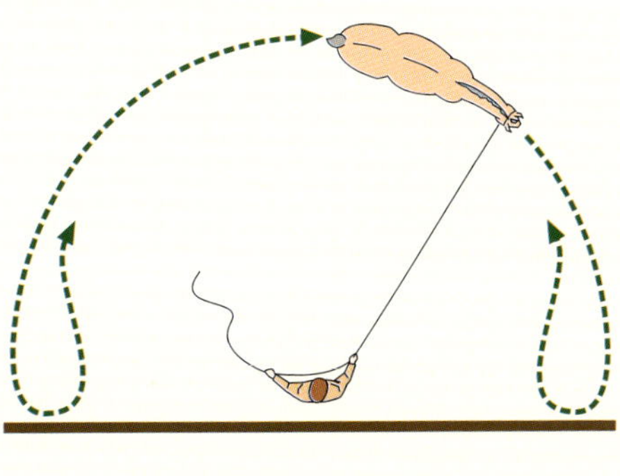

seinen Endpunkten an der Bande endet (siehe Abbildung Seite 75). Lassen Sie nun das Pferd im Halbkreis mit einem Radius von fünf bis acht Metern laufen. Bei stürmischen Pferden empfiehlt sich ein längeres Leitseil.

Die Begrenzung bringt das Pferd zum Anhalten. Aus dieser Position lassen Sie es wenden und zum nächsten Endpunkt laufen. Dabei setzen Sie ihm nach innen, außen und nach vorn Grenzen. Bei Abweichungen von der gedachten Linie des Halbkreises können Sie die Kontrolle über das generelle Bewegungsverhalten des Pferdes relativ leicht erreichen. Sie halten es so auf Distanz, verhindern aber auch, dass es sich zu weit von Ihnen entfernt. Lassen Sie es an den Wendepunkten vor der Bande verharren und abwarten.

Es kann seine Kraft und Schnelligkeit nicht einsetzen, um sich Ihnen zu entziehen, und wird motiviert, Ihre Signalgebung zu beachten. Seine Aufmerksamkeit richtet sich nun auf Sie. Es beginnt, mit seiner Bewegungsenergie hauszuhalten und entwickelt ein Verständnis für die Signale Verlangsamen, Anhalten, Wendungen, Warten und Weichen.

>TIPP

Achtung, Sicherheit!
Achten Sie bei dieser Übung darauf, Sicherheitsmaßnahmen zu treffen: Handschuhe, einen sicheren Standort, Abstand zum Pferd, hohe Einzäunung/Bande, Streifgamaschen bei beschlagenen Pferden.

Übung 5a: Setting

Mit dieser Übung können Sie in Ruhe Ihre Leitseiltechnik koordinieren. Ihr Pferd beginnt, auf Ihre Signale zu achten, und Sie können die Schulterkontrolle wesentlich verbessern.

Sie lernen

> mit Körpersprache und Leitseiltechnik immer selbstverständlicher und routinierter umzugehen,
> auf die Feinheiten in der Reaktion des Pferdes zu achten und vom Reagierenden zum Agierenden zu werden.

Ihr Pferd lernt

> abzuwarten und überlegt zu handeln,
> sich nicht zu Ihnen hinzuwenden, bevor Sie es nicht eindeutig dazu auffordern,
> Ihnen gegenüber aufmerksam zu sein und Ihre Körperposition und die Signale mit dem Leitseilende besonders in der Wirkung auf seine Schulter zu akzeptieren,
> grundsätzliche Lektionen wie Anhalten, Stehen und Wenden auf Abruf auszuführen.

So geht's

Lassen Sie Ihr Pferd auf einem Kreis im Schritt um sich herum gehen. Nach einigen Runden verkürzen Sie den Abstand zur Bande und leiten Ihr Pferd auf einer geraden Linie auf die Bande. Eine Pferdelänge davor geben Sie mit einer Schlenkerbewegung am Leitseil Impulse in Richtung Kopf mit ansteigender Intensität und warten dann, bis es anhält. Will es sich nach außen wegwenden, können Sie das durch feine Leitseilimpulse korrigieren. Wendet es sich Ihnen zu, fordern Sie es durch Schwingungen mit dem Leitseilende in Richtung Schulter auf, sich wieder im rechten Winkel zur Bande aufzustellen. Lassen Sie es dort eine Weile verharren. Sie haben in dieser Übung viel Zeit, das Umgreifen am Leitseil in aller Ruhe zu üben. Nun fordern Sie Ihr Pferd mit zupfenden Impulsen auf, den Kopf zu Ihnen zu wenden, aber noch an der Bande stehen zu bleiben. Schwingen Sie nun das Seilende so, dass es genau zwischen Bande und Pferd zeigt. Geben Sie das stimmliche Ankündigungssignal „Turn" und warten Sie, bis das Pferd zu Ihnen hin um die Hinterhand wendet und auf die Zirkellinie zurückkehrt. Es hat eine 180-Grad-Hinterhandwendung gemacht. Lassen Sie es auf dem Zirkel gehen und vergrößern Sie den Abstand zur Bande, damit es Platz hat. Nach einigen Runden verkürzen Sie den Abstand, lassen es anhalten und erneut kontrolliert wenden.

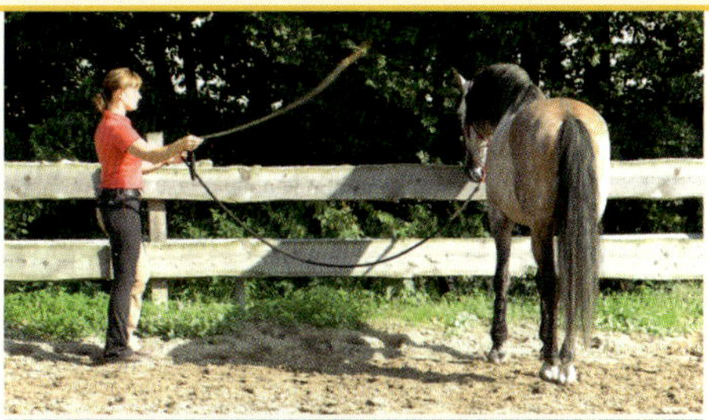

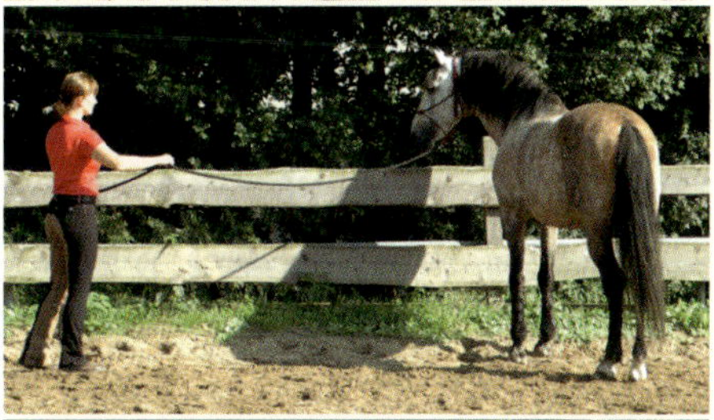

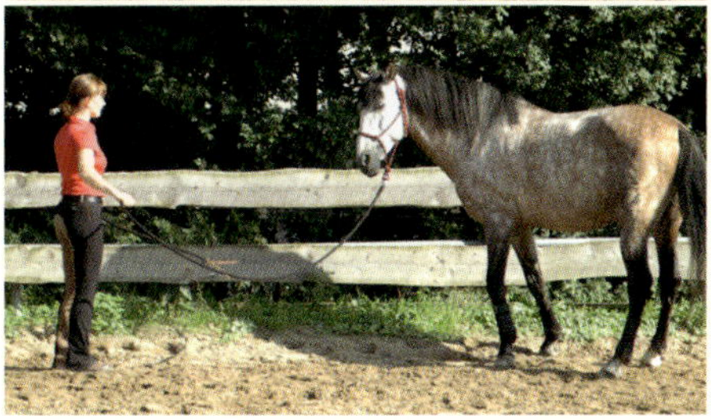

In der Setting-Übung können Sie mithilfe des Zaunes in Ruhe die Wendungen präzisieren.

Übung 5b: Fencing

Diese Übung dient vornehmlich dazu, Kontrolle über ungestüme Pferde zu erreichen und grundsätzlich ihre Aufmerksamkeit und Mitarbeitsbereitschaft zu gewinnen. Sie übernehmen die agierende Rolle. Sie grenzen Ihren Individualbereich ab und demonstrieren Ihrem Pferd Überlegenheit ohne Kräftevergleich.

Sie lernen

- den Vorwärtsdrang des Pferdes ohne mechanische Krafteinwirkung zu kontrollieren und in geregelte Bewegungsabläufe umzuleiten,
- mit Körpersprache, Stimmsignalen und mit der Ausrüstung immer selbstverständlicher und routinierter umzugehen und mit Ruhe, Angemessenheit und Konsequenz auf die individuelle Situation abzustimmen.

Ihr Pferd lernt

- dass es sich durch Davonstürmen und Krafteinsatz nicht Ihrer Kontrolle entziehen kann,
- abzuwarten und überlegt zu handeln,
- Ihnen gegenüber aufmerksam zu werden und Ihre Stimm- und Berührungssignale zu akzeptieren,
- Lektionen wie Anhalten, Stehen, Wenden auf Abruf auszuführen.

> **>INFO**
>
> ***Überlegenheit ohne Kraftmessen***
>
> *Durch die Fencing-Übung gelingt die Korrektur eines ignoranten oder stürmischen Pferdes ohne übermäßigen Zwang. Das Ziel des Fencing ist erreicht, wenn Ihr Pferd sich nicht mehr mit Kraft und Geschwindigkeit Ihrem Einfluss entziehen will. Durch die Setting-Übung gelingt Ihnen die feine Abstimmung speziell der Seiltechnik. Das Ziel des Setting ist erreicht, wenn Sie das Leitseil besser koordinieren können und Sie die Kontrolle über den Abstand und die Vorhandaktivität des Pferdes (Schulterkontrolle) haben.*

So geht's

Es ist ratsam, in diesem Falle mit einem sechs bis neun Meter langen Leitseil auf einem großen Halbkreis zu arbeiten und eine ausreichend hohe und massive Bande zu nutzen. Die Bande soll als Barriere dienen und dem Pferd keine Möglichkeit bieten, sie zu überspringen.

Beim Fencing verändern Sie bald den Zirkel zu einem Halbkreis, dessen Grundlinie die Bande ist. Nehmen Sie dazu eine Position an der Bande ein und stehen Sie dann mehr oder weniger mit dem Rücken zur Einzäunung und mit der Front zum Pferd. Stürmische Pferde werden am Anfang schnell traben oder gar galoppieren. Zunächst lassen Sie sie im Halbkreis um sich herum laufen und zu Ihnen hin wenden, ohne Einfluss zu nehmen. Wirken Sie mit schwingendem Seilende in Richtung der Pferdeschulter ein, damit es den Halbkreis mit genügend Abstand nimmt.

Immer, wenn das Pferd zur Umzäunung kommt, geben Sie dann kurz vorher einige Seilimpulse und das Stimmsignal „Hoooo“ als Ankündigung. Der Zaun versperrt dem Pferd den Weg nach vorn. Will es seitlich von Ihnen weg wenden, wird das durch Impulse auf das Halfter verhindert. Eventuell müssen Sie es mit aufgestützter Hand an der Hüfte blocken, um es daran zu hindern, sich von Ihnen abzuwenden. In diesem Moment sollten Sie besonders aufmerksam sein. Will es seitlich nach innen ausweichen und wenden, versperren Sie seinen Weg durch Körperpositionierung und energisches Schwingen des Seilendes.

Nach anfänglich ungeregelten Wendungen wird es nach einiger Zeit vor der Bande stehen bleiben und nachdenken. Diese Bedenkpause sollten Sie ihm lassen. Nach und nach wird es erkennen, dass es keinen Sinn macht, ungestüm hin und her zu laufen und es wird beginnen, auf Ihre Signale zu reagieren, mit denen Sie das Halten und die Wendung ankündigen. Damit haben Sie seine Aufmerksamkeit gewonnen und grundsätzliches Verständnis für Ihre Signalgebung im Ansatz erreicht. Grundsätzlich können Sie es nun schon kontrollieren. Durch Wiederholung der Übungen festigen Sie den Erfolg und können dann zur Leitseilarbeit auf den Kreisbögen übergehen und mit den Grundübungen beginnen.

Übung 6: Anhalten auf gerader Linie

Mit den Vorübungen des Führtrainings und der Setting/Fencing-Übungen haben Sie Ihrem Pferd schon in ersten Grundzügen vermittelt, auf Signale hin anzuhalten. Nun möchten Sie darauf aufbauen und vor allem mit zielgerichteter Körpersprache und Impulsen über das Leitseil Ihrem Pferd beibringen, auf einer geraden Linie und auf Distanz anzuhalten.

Sie lernen

> mit Ihrer Körpersprache so präzise zu werden, dass Sie Ihr Pferd auf gedachten, geraden oder gebogenen Linien kontrolliert anhalten können,
> mit Körpersprache, Stimmsignalen und der Ausrüstung immer selbstverständlicher umzugehen und mit immer feineren Signalen zu arbeiten,
> den Vorwärtsdrang des Pferdes gewaltfrei und ohne mechanische Krafteinwirkung fein zu kontrollieren.

Ihr Pferd lernt

> einer ganz bestimmten Linienführung oder einem Bewegungsmuster zu folgen, auf dieser Linie gerade anzuhalten und spurtreu einige Tritte rückwärts auszuführen,
> das bewusst und immer selbstständiger auch in räumlicher Distanz zu Ihnen zu tun,
> sich ohne Kraft von Ihnen anhalten und mit Abstand zu Ihnen präzise dirigieren zu lassen (wichtig für die Longen- und Doppellongenarbeit),
> seinen Bewegungsdrang nach vorn zu kontrollieren und zu reduzieren.

So geht's

Sie haben durch die bisherigen Übungen genügend Kontrolle erreicht, um Ihr Pferd mit etwa zwei bis drei Metern neben sich am Leitseil auf gebogenen und geraden Linien gehen zu lassen. Leiten Sie es nun im Schritt auf den Hufschlag entlang der Bande oder Einzäunung. Gehen Sie dabei etwa auf Höhe seiner Gurtlage in einen seitlichen Abstand von etwa zwei Metern neben ihm her. Der Abstand kann sich mit fortschreitender Übung vergrößern, ebenso wechseln Sie dann die Führseite, damit Sie und Ihr Pferd flexibler werden.

1. Um das Anhalten anzukündigen, bewegen Sie Ihre Leitseilhand mit leichter Wellenbewegung und geben Sie gefühlvoll Leitseilimpulse zum Pferdekopf. Ihr Schrittrhythmus wird dabei langsamer. Mit Ihrer Körperposition signalisieren Sie ebenfalls eine Verlangsamung. Geben Sie begleitend das Stimmsignal „Hooooo". Hält Ihr Pferd jetzt schon an, loben Sie es und lassen es kurz verharren, bevor Sie es wieder im Schritt weiterleiten.
2. Wenn das Pferd Ihr Signal zum Anhalten ignoriert, werden aus der Wellenbewegung nach und nach leichte, aus Handgelenk und Ellenbogengelenk locker ausgeführte „Anschläge". Die Intensität kann sich schrittweise steigern, bis das Pferd anhält.
3. Sollte dies nicht funktionieren, gehen Sie dynamisch in der Vorwärtsbewegung zu ihm hin, bis Sie wie beim Führtraining neben ihm gehen, geben ihm rückwärts gerichtete Impulse, die es schon kennt, bis es anhält und gehen wieder auf zwei Meter Distanz.
4. Mit zu ihm gewandter Körperposition, wellenartigen Impulsen und einem Stimmsignal animieren Sie es nun, einen Schritt rückwärtszugehen und lassen es dann verharren und entspannen. Loben Sie es.
5. Üben Sie von beiden Seiten.
6. Die Übung wird nun auf dem Zirkel ausgeführt. Sollte das Pferd nun nicht mehr gerade anhalten oder gerade rückwärtsgehen, gehen Sie wieder auf den Hufschlag.

Mit leichter Wellenbewegung zum Anhalten

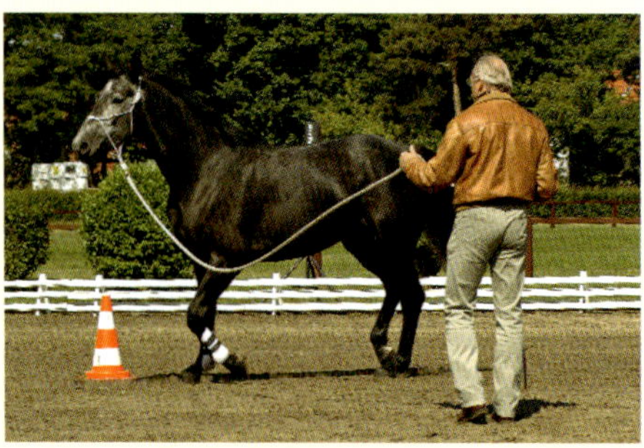

Körperposition und Stimme unterstützen das.

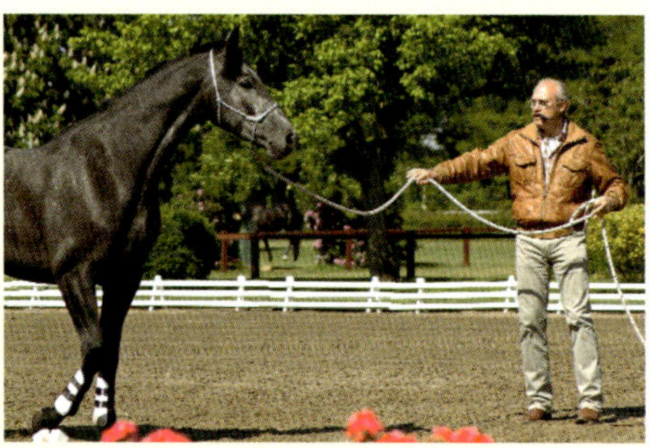

Übung 7: Rückwärtsrichten

Es gelingt Ihnen inzwischen, Ihr Pferd auch schon im Ansatz bei einer Distanz von mehreren Metern einige Schritte rückwärtsgehen zu lassen. Mit zielgerichteter Körpersprache und Impulsen über das Leitseil lassen Sie Ihr Pferd nun auf einer geraden Linie anhalten und gezielt mehrere Schritte bis hin zu einigen Pferdelängen kontrolliert rückwärts gehen.

Sie lernen

› mit Ihren Signalen so präzise zu werden, dass Ihr Pferd auf Ihre Anweisung hin auf einer gedachten geraden Linie kontrolliert rückwärtsgeht, es jederzeit anhält und wieder vorwärtsgeht,
› mit Körpersprache, Stimmsignalen und mit der Ausrüstung immer selbstverständlicher und routinierter umzugehen und mit immer feineren Signalen zu arbeiten,
› den Vorwärtsdrang des Pferdes gewaltfrei zu kontrollieren und in dynamische und taktmäßige gerade Rückwärtsbewegung umzuleiten, diese Bewegung dann jederzeit zu unterbrechen und wieder in kontrolliertes Vorwärts umzuwandeln.

Ihr Pferd lernt

› mit einer ganz bestimmten Linienführung oder einem bestimmten Bewegungsmuster Ihrer Anleitung willig und motiviert zu folgen,
› auf einer gedachten Linie eine bestimmte Anzahl von Schritten gerade rückwärtszugehen und die Tritte taktmäßig und dynamisch auszuführen, wobei der Führer einen größer werdenden Abstand hält,
› diese Bewegungsfolge bewusst und immer selbstständiger in Distanz zum Ausbilder umzusetzen und sich dabei selbst zu tragen,
› sich ohne mechanische Kraftanwendung rückwärtsleiten zu lassen und sich mit Abstand zu Ihnen präzise dirigieren zu lassen,
› Voraussetzungen, die zum Beispiel für das Ein- und Aussteigen beim Verladen wichtig sind.

So geht's

Sie leiten Ihr Pferd am Leitseil an einer Einzäunung oder an der Bande auf dem Hufschlag. Gehen Sie in einem seitlichen Abstand von etwa einem Meter neben dem Pferd her. Der Abstand soll sich mit fortschreitender Routine vergrößern.

1. Lassen Sie Ihr Pferd anhalten.
2. Wenden Sie sich dem Pferd zu und geben leichte rückwärtsgerichtete Impulse zusammen mit einem Stimmsignal wie zum Beispiel „Back" oder „Zurück" (Fotos Seite 82).
3. Sobald das Pferd beginnt, sich rückwärts in Bewegung zu setzen, achten Sie darauf, die Impulse auf den

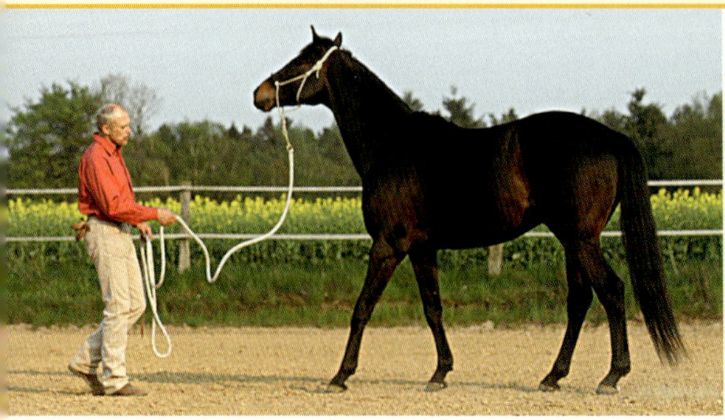

Rückwärtsgerichtete Impulse durch Schlenkern

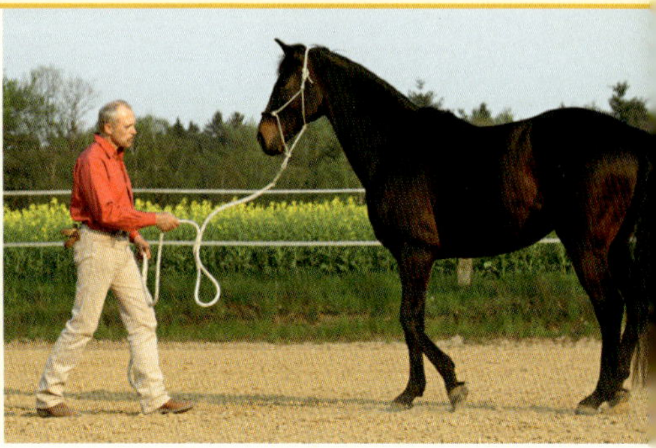

Sobald das Pferd sich bewegt, hört man auf und lobt.

Schritttakt abzustimmen und nicht ins Ziehen oder Drücken zu verfallen. Sie können taktmäßig Ihr Stimmsignal dazu geben oder schnalzen.

4. Lassen Sie Ihr Pferd drei Schritte rückwärts gehen, dann kurz verharren und entspannen, um es erneut drei Schritte rückwärtsgehen zu lassen. Danach lassen Sie es wieder vorwärts weitergehen.
5. Üben Sie von beiden Seiten.
6. Damit Ihr Pferd die Übung auf einer geraden Linie ausführt, sollten Sie diese anfänglich in Anlehnung zur Bande üben. Danach versuchen Sie es auf freier Fläche. Wenn Ihr Pferd schräg rückwärts geht, so begeben Sie sich mit etwas Abstand in die Nähe der Bande und versuchen es noch mal.
7. Nach und nach wird der seitliche Abstand zum Pferd vergrößert.
8. Nun lassen Sie Ihr Pferd anhalten und bleiben in Bewegungsrichtung neben ihm. Aus dieser Position geben Sie ihm Stimm- und Seilsignale und lassen es rückwärtsgehen.
9. Üben Sie das Rückwärtsrichten nur wenige Male täglich und bauen Sie es über einen längeren Zeitraum ins Gesamtprogramm mit ein.

Übung 8: Achter-Figur (Linienbewusstsein entwickeln)

Sie haben durch die vorigen Übungen die volle Aufmerksamkeit Ihres Pferdes: Es lässt sich von beiden Seiten auf Distanz präzise leiten, anhalten, rückwärtsrichten und zwischen Schritt und Trab im Tempo wechseln. Nun steigern Sie die Anforderungen und fügen sie in einer kombinierten Übung zusammen, um mit immer feineren Signalen und Einwirkungen eine präzise Linienführung um zwei Pylonen zu erreichen. Sie bleiben nun mehr oder weniger an Ort und Stelle. Mit zielgerichteter Körpersprache und Impulsen über das Leitseil bzw. Leitseilende

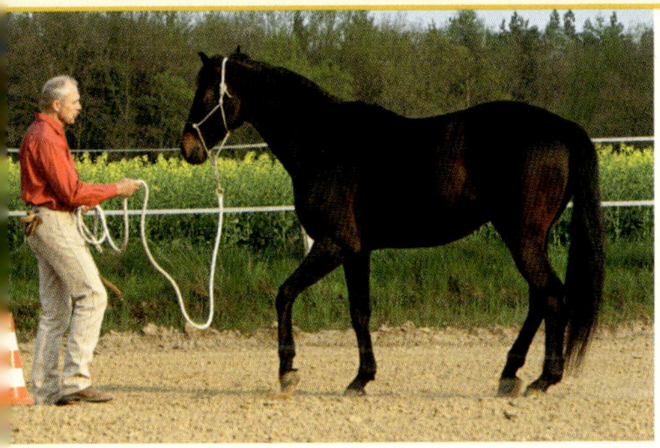

Das Ziel: gerade und taktmäßig rückwärts

leiten Sie Ihr Pferd in einer Achterfigur um die zwei Objekte, die im Abstand von etwa sechs bis acht Metern aufgestellt sind. Ihr Pferd muss jetzt wechselwirkend sowohl die Distanz zu Ihnen verringern als auch vergrößern. Es muss aus den Signalen ableiten, an welcher Seite des Markers oder in welche Richtung es sich bewegen soll. Damit erkennt es, dass es Ihrem Willen in Bezug auf die Wahl der Linienführung und des Wegs folgen soll. Ihre Idee wird mehr und mehr zu seiner Idee, weshalb es Ihnen seine ganze Aufmerksamkeit widmet. Die Übung trägt dazu bei, dass es sich auf beiden Körperseiten muskulär gleichmäßiger entwickelt und es lernt, sich locker, geschmeidig und koordiniert zu bewegen.

Die Übung ist gleichzeitig ein Test für Sie selbst: Wie präzise sind Ihre Signale, wie gut ist Ihr Timing, wie schnell reagieren Sie und wie fein ist Ihre Wahrnehmung und Ihr Gefühl geworden? Macht es Ihrem Pferd Spaß? Ihr Pferd gibt Ihnen durch seine Reaktionen und sein Verhalten die Antwort, ob Sie auf dem richtigen Weg sind.

Sie lernen

- mit Ihrer Körpersprache so präzise zu werden, dass Sie Ihr Pferd auf gedachten Linien kontrolliert zwischen und um Objekte dirigieren können,
- mit der Ausrüstung, der eigenen Körperpositionierung und -haltung immer selbstverständlicher und routinierter umzugehen und mit immer feineren Signalen zu arbeiten.

Ihr Pferd lernt

- einer ganz bestimmten Linienführung oder einem bestimmten Bewegungsmuster zu folgen,
- wechselweise die Distanz zu Ihnen je nach Signal zu vergrößern oder zu verkleinern,
- sich antreiben und im Abstand zu Ihnen präzise dirigieren zu lassen,
- wichtige Grundlagen für die Longen- und die Doppellongenarbeit sowie das Verladen zu verinnerlichen,
- sich selbstständig auf gebogenen Linien in natürlicher wechselnder Biegung zu bewegen (dadurch hat diese Übung neben dem erzieherischen auch einen lösenden und gymnastizierenden Effekt),
- sich auf beiden Körperseiten muskulär gleichmäßiger zu bewegen (geraderichtende Übung),
- sich bewusst mit Linienführung und Objekten unter Anleitung auseinanderzusetzen, was gleichzeitig auch seine Hirntätigkeit aktiviert.

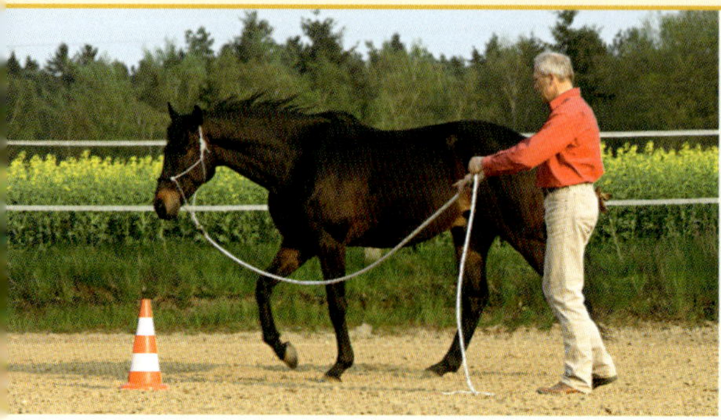

Bei der Achterfigur um zwei Objekte kommt es auf die präzise Linienführung an.

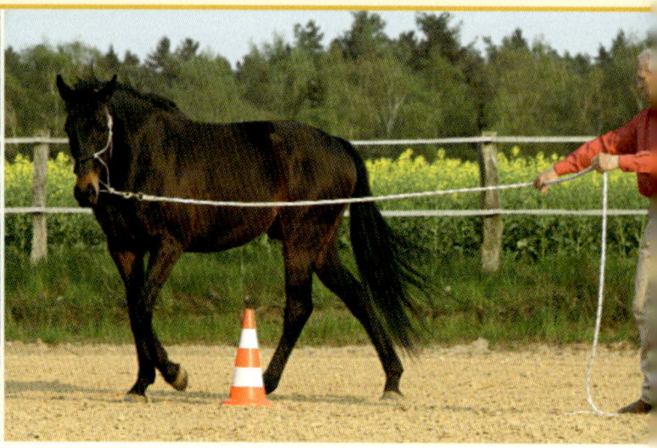

Körpersprache, Positionierung und Impulse weisen dem Pferd den Weg.

So geht's

Anfangs werden Sie Probleme haben, eine gleichmäßige Linienführung und Vorwärtsbewegung zu erreichen und die Achterfigur komplett auszuführen. Deshalb planen Sie zunächst nur einzelne Wendungen um einen Pylon und leiten Ihr Pferd danach für ein oder zwei Runden auf einem Zirkel um die Pylonen herum. Stellen Sie sich etwa zwischen den Pylonen auf und lassen Sie Ihr Pferd im Kreis um sich herum gehen (siehe Bildfolgen). Vom Mittelpunkt zwischen den Markern (Pylonen) gehen Sie rückwärts, wenn es an dem Marker vorbeikommt, um den Sie es wenden lassen möchten. Ihr Standpunkt bildet nun mit den Markern etwa ein gleichschenkliges Dreieck. Greifen Sie am Leitseil um und führen Sie die Übung wie bei den Wendungen zuvor aus. Lassen Sie Ihr Pferd zwischen sich und dem Marker hindurchgehen. Bauen Sie etwas Druck durch Schwingen mit dem Seilende in Richtung Schulter auf. Ihr Pferd wird nun vorwärts-seitwärts weichen und auf der Mitte zwischen den beiden Pylonen hindurchgehen.

Nun verändern Sie Ihren Standpunkt, indem Sie von der Dreiecksposition auf einer geraden Linie in Richtung Mitte zwischen den Markern gehen. Dabei lassen Sie das Leitseil durch die Hand gleiten (siehe Foto unten links), damit Ihr Pferd in einem Bogen um den anderen Marker herum gehen kann. Sobald es um den äußeren herumkommt, gehen Sie wieder rückwärts auf Ihrer Dreiecksposition (Foto Seite 85 rechts unten), greifen dabei am Leitseil um und motivieren das Pferd durch Einwirkung Richtung Schulter wieder in der Mitte zwischen beiden Markern hindurchzugehen. Die flüssige Ausführung erfordert von Ihnen eine sehr gute Koordination. Wenn Sie einen Marker verpassen oder die Mitte nicht treffen, lassen Sie Ihr Pferd fleißig weitergehen und fan-

Leitseil durch die Hand gleiten lassen

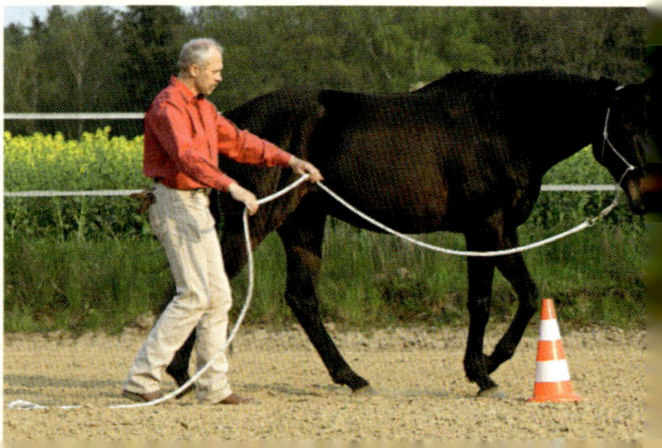

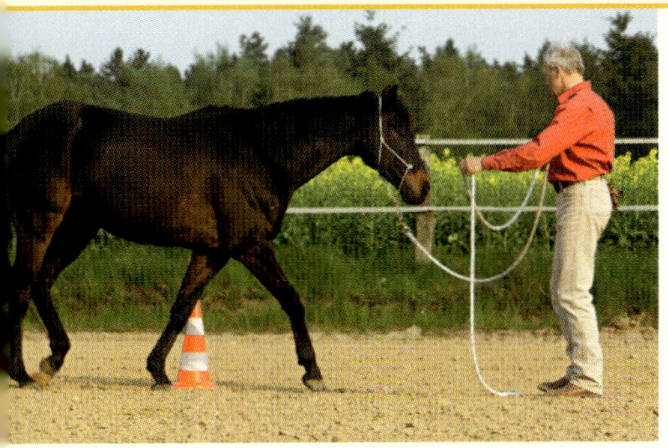

Die Übungen sind gleichzeitig ein Prüfstein für die Präzision Ihrer Hilfengebung.

gen aus einem kleinen Zirkel die Übung wieder neu an. Gelingt sie im Schritt, können Sie im langsamen Trab üben. Lassen Sie Ihr Pferd zur Belohnung und, um Ruhe in die Sache zu bringen, immer wieder in der Mitte zwischen den Markern anhalten und Pause machen. Üben Sie nicht länger als 10 bis 15 Minuten.

Das interaktive Zusammenwirken von Mensch und Pferd in diesen abwechslungsreichen Abläufen bewirkt bei beiden eine bessere Abstimmung der Bewegungen, eine klarere und eindeutigere Signalsprache und trägt in hohem Maße dazu bei, die Verständigungssituation zu harmonisieren. Sie selbst können die in den Vorübungen erarbeiteten Reaktionen des Pferdes überprüfen und festigen, auch Ihre eigene Körpersprache.

>INFO

Respektvolles Vertrauen schaffen

Gelingt es Ihnen, Ihr Pferd präzise am Leitseil zu führen, so ist ein wichtiger Teil der Erziehungsarbeit geschafft. Das „Wegschicken" des Pferdes im Rahmen dieser Übungsfolge steht dabei für Respekt, das „Herankommenlassen" für Vertrauen. Durch die Wechselwirkung von Vertrauens- und Respektübung festigen Sie eine ausgewogene Sozialbindung mit Ihrem Pferd, es wird Ihren Leit- und Führungsanspruch immer williger und selbstverständlicher akzeptieren. Sie lernen in angemessener freundlicher Weise interaktiv und bestimmt Ihrem Willen Ausdruck zu verleihen. Zaghafte und unentschlossene Menschen entwickeln mehr Entschlusskraft und Durchsetzungsfähigkeit. Wer dazu neigt, zu fordernd oder dominant aufzutreten, lernt, sich individuell zurückzunehmen und situationsbedingt mit mehr Einfühlungsvermögen zu agieren.

Dann Kontaktaufnahme mit dem Leitseil

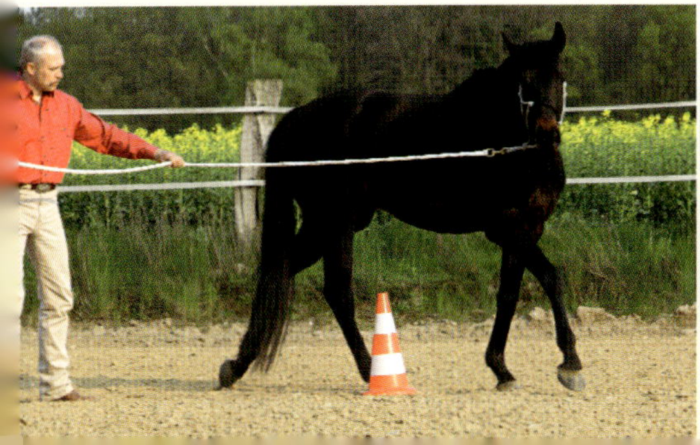

Und die Schulter herumkommen lassen.

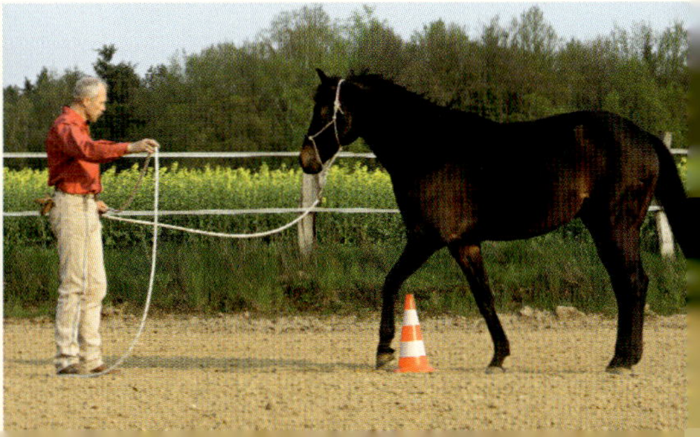

Übung 9: Kontrolle in schwierigen Situationen (Fremdbestimmung)

Auf Basis der Vorübungen haben Sie die Voraussetzungen erworben, in „Normalsituationen" ein Pferd am Leitseil präzise im Schritt und Trab zu leiten und zu kontrollieren. Mit dieser Übung streben Sie die gleiche Kontrolle und willige Mitarbeit Ihres Pferdes unter erschwerten Bedingungen an. Sollten sich zwischen Ihnen und Ihrem Pferd deutliche Kontroll- oder Vertrauensprobleme zeigen, machen Sie nicht allein weiter, sondern lassen Sie sich von einem erfahrenen Ausbilder helfen, da sich sonst die Stressbelastung in dieser Übung für Ihr Pferd und Sie erhöhen kann. Das kann zu einem Vertrauensverlust führen, der die bisher erzielten Fortschritte schmälert.

Sie wollen Ihr Pferd am Ende dieser Übungsreihe über eine trittfeste Plane am Boden leiten. Diese Lernsituation ist stellvertretend für zukünftige Herausforderungen, wie die Überquerung einer Brücke im Gelände, das Durchqueren einer Wasserstelle oder das Verladen.

Legen Sie eine trittfeste Plane von etwa drei mal zwei Metern Größe an der Bande oder Einzäunung quer aus. Arbeiten Sie in einzelnen Teilschritten darauf hin, Ihr Pferd kontrolliert über die Mitte der Plane zu leiten, es darauf verharren zu lassen und einige Schritte rückwärts darübergehen zu lassen. Sie legen dabei besonderes Augenmerk darauf, den Grad der emotionalen Anspannung beim Pferd zu reduzieren und Gelassenheit und Selbstvertrauen zu fördern. Andererseits zeigen Sie aber auch in angemessener Form klare Grenzen auf und machen deutlich, dass Sie die Initiative haben.

Dies können Sie am besten durch eindeutige begleitende stimmliche Unterstützung, positive Bestätigung und Entspannungsphasen verdeutlichen. Ihr Pferd wird zuerst instinktiv den Bereich der Plane meiden, nicht darübergehen oder darauf stehen bleiben wollen. Das tut es entweder aus instinktivem Selbstschutz oder aus Desinteresse. Sollten Verständigungsprobleme auftauchen oder sich gar zeitweiliger Kontrollverlust einstellen, wiederholen Sie die Vorübungen!

Typisches Meideverhalten: Das Pferd ist unkonzentriert, beschleunigt und umgeht die Plane.

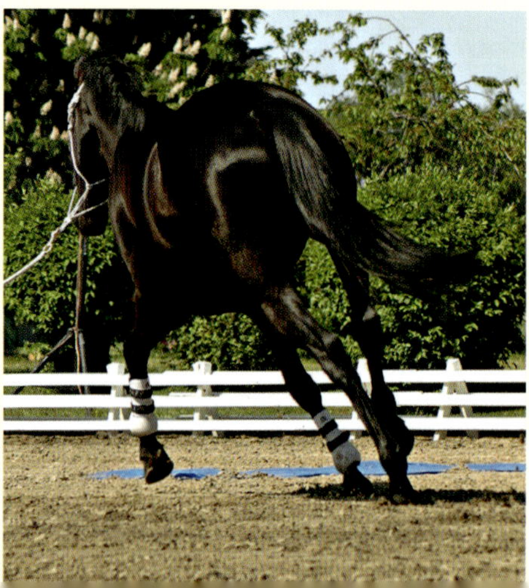

Sie lernen

- mit einem angespannten, eventuell nervösen Pferd angemessen, planmäßig, situationsorientiert, ruhig und kontrolliert zu arbeiten,
- destruktive Energie in konstruktive zu wandeln, d. h. die natürlichen Instinkthandlungen eines Pferdes zu nutzen und in die gewünschten Verhaltensweisen umzuformen,
- den Stresslevel eines Pferdes individuell zu beurteilen und es immer wieder entspannen zu lassen,
- die Gefühlshaltung von Pferden zu analysieren und sich darauf rechtzeitig einzustellen,
- das Pferd auf einer gedachten Linie auf Distanz auch dann kontrolliert zu leiten und zu schicken, wenn das mit Stressfaktoren verbunden ist,
- auf ausgeprägtes Meideverhalten, Fluchtansätze und Schreckreaktionen angemessen und ohne physischen Zwang oder Krafteinwirkung zu reagieren und dabei die Leitposition einzunehmen,
- es zwischen begrenzenden Einwirkungen einzurahmen und auf einer gedachten Linie präzise zu dirigieren,
- ihm die verschiedenen Stadien des natürlichen Verhaltensmusters „Vorstoß und Rückzug" zur Erkundung von neuen, auch Furcht einflößenden Situationen anzubieten und sie systematisch zu verkürzen und auf ein Ritual zu komprimieren.

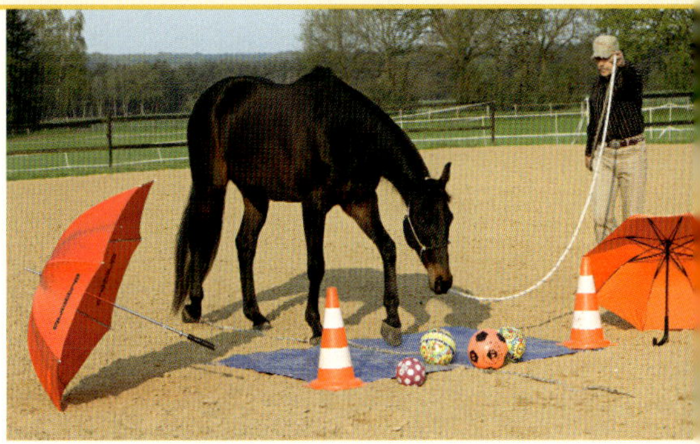

Mit den Übungen wird aus Meideverhalten kontrolliertes und motiviertes Selbstvertrauen.

Ihr Pferd lernt

- dass es nicht mehr seine eigene Entscheidung ist, wann, wie und ob es sich mit Neuem auseinandersetzt,
- dass Fluchtverhalten keine Lösung ist,
- Ihnen zu vertrauen und dass Sie ihm Gelegenheit geben, neue Situationen Schritt für Schritt zu bewältigen,
- dass seinem Ermessens- und Bewegungsspielraum dabei Grenzen gesetzt werden,
- dass es mit dieser Routine vielfältigste Situationen neu bewältigen kann,
- dass Sie als treibender Herden- und Sozialpartner agieren, ihm Grenzen für sein Flucht- und Meideverhalten setzen und es zielorientiert auf gedachten Linien über ein Objekt leiten,
- dass Sie ihm die Chance geben, nach dem Prinzip Vorstoß und Rückzug Neues zu erkunden und dass es so Situationen bewältigen kann, ohne Schaden zu nehmen,
- mehr Gelassenheit, Selbstsicherheit und Vertrauen in Ihre Leitfunktion zu entwickeln.

>INFO

Stimmt die Grundlage?
Die Übung 9 sollte man erst durchführen, wenn mit allen anderen Übungen in diesem Kapitel eine solide Grundlage geschaffen wurde. Es ist normal, wenn ein Pferd die Fremdbestimmungsabsicht „seiner" Menschen in dieser Übung nicht sofort akzeptiert und Meideverhalten zeigt. Ihre Fähigkeit zu einer eindeutigen Verständigung sowie zu klarer Grenzsetzung und Kontrolle wird in dieser Übung auf den Prüfstand gestellt. Arbeitet Ihr Pferd vertrauensvoll mit, so hat es sich entschieden, Ihre Leitfunktion in den Positionen vor, neben und hinter sich auch unter erschwerten Bedingungen zu akzeptieren. Es respektiert Sie und vertraut Ihnen. Dies ist ein wichtiger Schritt in Richtung allgemeiner Sicherheit und Gelassenheit.

So geht's

Am Rande eines Übungsplatzes an der Bande oder Einzäunung wird eine trittfeste Plane von circa zwei mal drei Metern auf den Boden gelegt. Unter Berücksichtigung seines natürlichen Verhaltensrituals zur Erkundung von fremden Situationen leiten Sie Ihr Pferd an, sich mit dem Bodenhindernis auseinanderzusetzen. Es soll das Hindernis kontrolliert erkunden, und Sie motivieren es dabei zu vermehrter Gelassenheit und Aufmerksamkeit, damit es das Hindernis kontrolliert bewältigen kann. Teilen Sie die Übung in verschiedene Phasen auf.

Phase 1

Lassen Sie Ihr Pferd auf einem kleinen Zirkel, der an der Plane vorbeiführt, im Trab im Kreis laufen. Bieten Sie ihm in der Nähe des Objekts eine Komfort- und Ruhezone an, indem Sie Ihre antreibenden Einwirkungen in dem Viertel des Zirkels aussetzen, das dem Objekt am nächsten

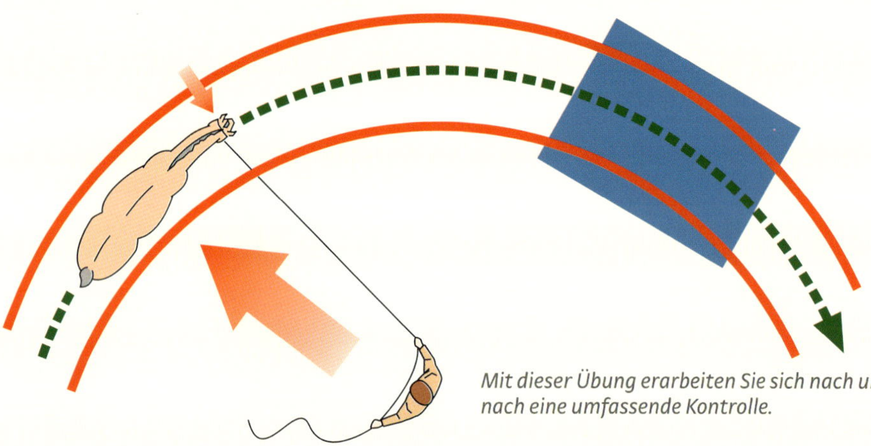

Mit dieser Übung erarbeiten Sie sich nach und nach eine umfassende Kontrolle.

ist. Alle anderen Bereiche werden zu Diskomfort-Zonen, indem Sie es hier nachdrücklich antreiben. Passivität und Antreiben wechseln sich in der Folge regelmäßig ab. In der Nähe des Objektes bieten Sie ihm das Halten und Pausieren an. Diese Phase kann einige Zeit in Anspruch nehmen. Eventuell ist es sinnvoll, sie auf mehrere kurze Übungseinheiten zu verteilen und zwischenzeitlich andere Übungen zu machen. Das Ziel ist, Ihr Pferd davon zu überzeugen, dass es in der Nähe der Plane angenehmer ist als überall sonst, sodass es sich dieser Stelle nähert, um sich dort auszuruhen.

Phase 2

Das Pferd soll sich nun mit dem Objekt am Boden aktiv auseinandersetzen und ein Interesse entwickeln, sich ihm zu nähern, um es zu untersuchen (Foto oben). Wenn es also das nächste Mal in der Nähe abwartend verharrt oder sogar in die „Komfortzone" möchte, leiten Sie es an, sich aktiv mit dem Objekt auseinanderzusetzen. Dazu dirigieren Sie es in Richtung Plane auf einer gedachten Linie, die über ihre Mitte führt. Dies geschieht, indem es durch Ihre Einwirkungen begrenzt und angetrieben wird, bis es vor der Plane zum Stehen kommt, das Objekt beäugt und es mit der Nase und den Vorderhufen berühren will. Diese Möglichkeiten geben Sie ihm (Foto unten). Erschrickt es und wendet sich ab, leiten Sie es auf dem Kreisbogen wieder auf der

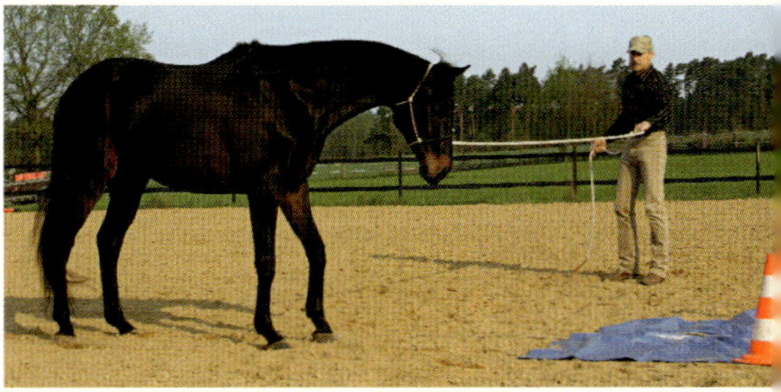

Bieten Sie eine Komfortzone in der Nähe der Plane an. Bald interessiert es sich für die Plane.

anderen Seite zur Plane, um dort die Kontaktaufnahme zu wiederholen. Diese Übung ähnelt Setting/Fencing. Wiederholen Sie sie, bis Ihr Pferd Interesse zeigt, das Hindernis zu überwinden.

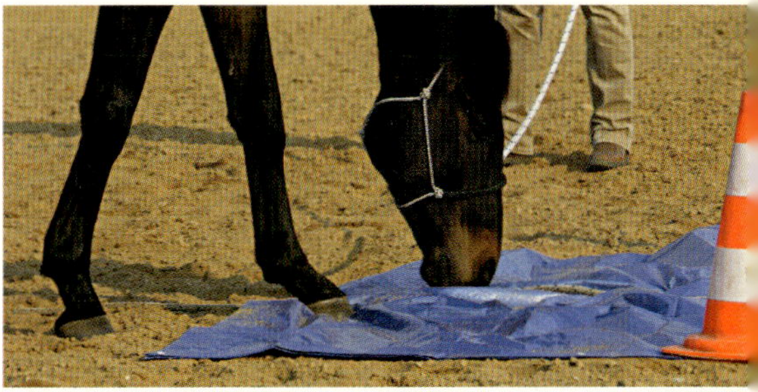

Das Pferd sollte einen Huf auf die Plane setzen.

Phase 3

Nun leiten Sie es mit Ihren Einwirkungen und Signalen an, einen Vorderhuf auf das Objekt zu setzen und ihn dort eventuell kurz stehen zu lassen, später auch den zweiten. Können Sie es veranlassen, einen oder beide Hufe für einen Moment stehen zu lassen, so ist dieser Teilschritt auch gelungen. Lassen Sie es wieder rückwärts von der Plane zurückgehen.

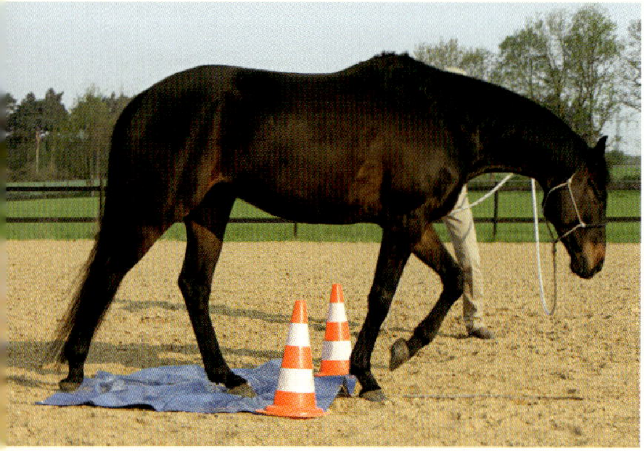

Nun geht das Pferd schon ruhig über die Plane.

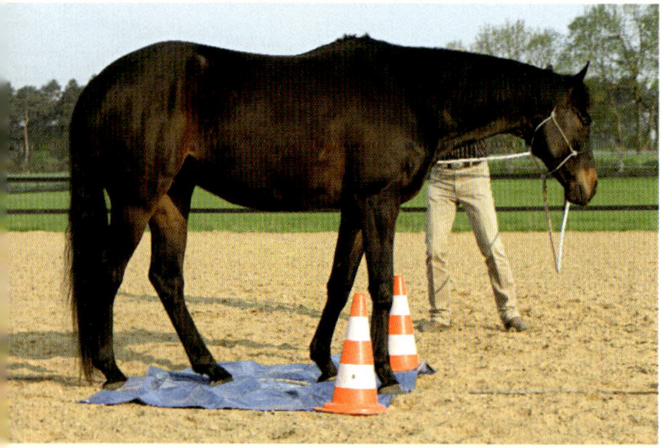

Jetzt ist es bereit, auf der Plane stehenzubleiben.

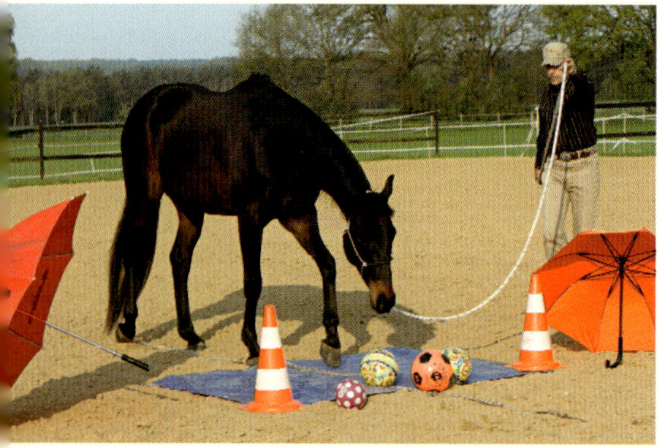

Schließlich wird die Aufgabe variiert.

Phase 4
Im nächsten Schritt wollen Sie es zum Überwinden der Plane anregen. Leiten Sie es an, über die Mitte des Objektes zu gehen. Es wird entweder einen Satz darüber machen oder hinübereilen. Sollte es langsam, wenn auch mit etwas vermehrter Körperspannung hinübergehen, so ist das schon eine ideale Reaktion. Sollte es springen oder eilen, lassen Sie das ohne weitere Einwirkungen geschehen. Durch Wiederholung nach beiden Seiten wird es nach und nach die Bereitschaft entwickeln, mit voller Last und ruhigeren Schritten über die Plane zu gehen, ohne heftig zu werden oder zu springen.

Phase 5
Geht das Pferd verhältnismäßig ruhig über die Plane, wird es angeleitet, auf dem Objekt zu halten, stehen zu bleiben und zu verharren sowie einzelne Schritte rückwärts zu tun. Lassen Sie sich Zeit und vermitteln Sie ihm ein komfortables Gefühl.

Phase 6
Die Situation wird mit unterschiedlichen Objekten (Farbe, Material, Beschaffenheit, zusätzliche Außenreize) an wechselnden Orten kontrolliert geübt.

Ausrüstung und Trainingsvoraussetzungen

Langes Leitseil, eventuell Handschuhe, trittfeste Plastikfolie, circa zwei mal drei Meter, Streifgamaschen

Achtung, Sicherheit!

Bei dieser Übung werden die Selbstschutzmechanismen Ihres Pferdes aktiv. Rechnen Sie mit zeitweilig ängstlichem oder gar im Ansatz panikartigem Verhalten. Bleiben Sie ruhig und reduzieren Sie den mentalen Druck immer wieder. Arbeiten Sie nur auf einem eingezäunten Platz oder in einer Reithalle. Üben Sie mit Ihrem Pferd anfänglich ohne Pferdegesellschaft auf dem Übungsplatz. Ihr Pferd kann versuchen, sich zeitweilig Ihrer Kontrolle zu entziehen, auch wenn Sie bei allen Vorübungen erfolgreich waren. Treffen Sie deshalb Sicherheitsvorkehrungen.

Sollten Sie das Gefühl haben, keine angemessenen Fortschritte zu erzielen, holen Sie sich besonders bei dieser Übung die Hilfe und Anleitung eines erfahrenen Ausbilders. In jedem Fall sollte Ihr Pferd bei Beendigung einer Übungssequenz wieder ruhig und kontrollierbar sein.

›INFO

Symmetrischer werden

Alle Übungen werden in Abständen wechselseitig ausgeführt. Damit wird sich Ihre eigene Körperkoordination ebenso wie die Ihres Pferdes deutlich verbessern. Der „Händigkeit" oder „einseitigen Schiefe" wird dadurch entgegengewirkt. Die Übungen schaffen somit Grundlagen für die spätern „geraderichtenden Übungen" unter dem Reiter.

›ZUSAMMENFASSUNG

Arbeit am Leitseil

Ausrüstung: *Leitseil und Knotenhalfter*

Zielsetzung: *Indirektes Gefühl erarbeiten*

Weg:
- › *Individualbereich definieren (Respekt)*
- › *Senden und holen (Vertrauen und Respekt, Grenzverständnis)*
- › *Körpersprache präzisieren (Aufmerksamkeit)*
- › *Objektbezogenes und zielorientiertes Leiten (Leitfunktion)*
- › *Linienbewusstsein (mentale und physische Balance)*
- › *Desensibilisieren (Vertrauen/kontrolliertes Problemmanagement)*
- › *Stopp, Halt, Wendung, Rückwärts (koordinierte Basismanöver)*
- › *Kontrolle in schwierigen Situationen (Fremdbestimmung)*

Durch die Leitseilarbeit werden Sie von Ihrem Pferd mehr und mehr als Sozialpartner akzeptiert, dessen Leitanspruch es versteht und respektiert und dem es in allen Situationen vertrauen kann und willig gehorcht.

Arbeit an der Hand

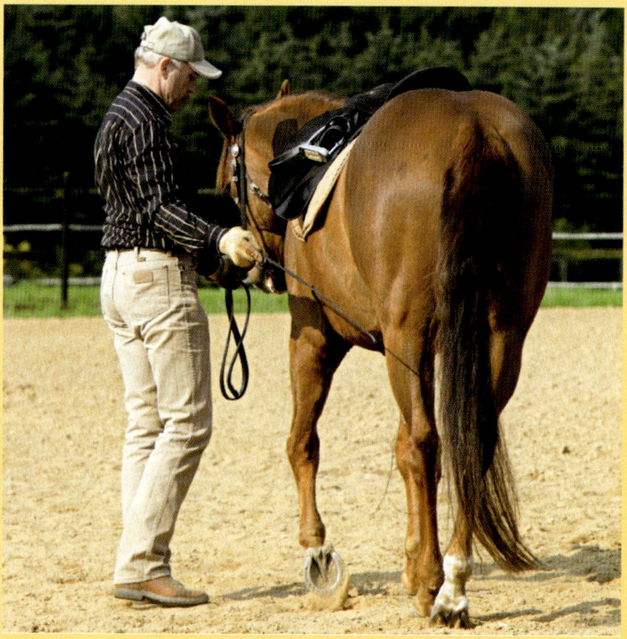

Für Ambitionierte – die Arbeit an der Hand

In dieser Übungsreihe trägt das Pferd eine Wassertrense mit Zügeln. Sie brauchen in einigen Übungen eine lange Touchiergerte. Das grundsätzliche Prinzip entspannter Nachgiebigkeit und differenzierter Signalwirkung wird dem Pferd nun in Bezug auf die Wirkung der Wassertrense im Maul und der Gerte am Körper vermittelt. Es lernt, auf feine Impulse nachzugeben und sich dabei im Unterkiefergelenk, im Genick und im ganzen Körper zu entspannen.

Sie selbst erfahren dabei sehr viel über die individuellen Reaktionen Ihres Pferdes in Bezug auf die Gebisseinwirkung. Sie entwickeln ein feineres Gefühl für die Anwendung von Zäumung und Gerte und übertragen dieses Feingefühl später leichter auf die Zügel- und Schenkelhilfen beim Reiten. Außerdem lernt Ihr Pferd schon ohne Reiter grundsätzliche Bewegungsfolgen späterer gymnastizierender Arbeit mit den Einwirkungen von Zäumung und Gerte zu verknüpfen.

Die Arbeit an der Hand erfolgt im Schritt und kann auf das Führtraining aufbauen oder mit ihm verknüpft werden. Nutzen Sie diese Übungsreihe, um Ruhe, Gelassenheit und feinmotorische Reaktionen zu fördern und Ihr eigenes Timing, Gefühl und Geschick zu verfeinern. Die Bedeutung des Begriffs „touchieren" heißt, dass Sie behutsame Berührungsreize setzen, bis Ihr Pferd mit entspannten und lockeren Reaktionen ohne Furcht oder Eile reagiert.

Ziele der Arbeit an der Hand auf einen Blick

Sie lernen

- die Beschaffenheit des Pferdemauls richtig zu beurteilen,
- eine sichere und pferdegerechte Art des Auf- und Abzäumens,
- die Wirkung eines Gebisses zu beurteilen und zu verstehen,
- die individuelle Reaktion Ihres Pferdes auf Gebissdruck zu beurteilen,
- auf Nachgiebigkeit oder Widerstand mit dosierten und präzisen Druckplatzierungen angemessen einzuwirken,

Üben Sie in kurzen Reprisen, ruhig und geduldig.

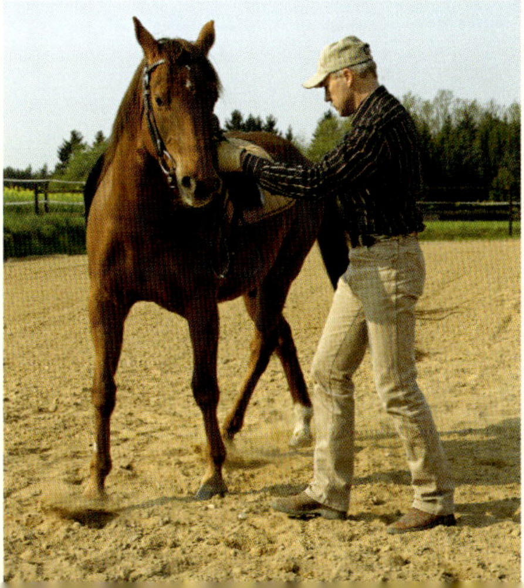

- den Grad der Muskelanspannung zu erfühlen,
- mit dem Gebiss wohldosiert an verschiedenen Stellen unterschiedliche Reaktionen auszulösen,
- einen feinen Gebrauch der touchierenden Gerte als Signalgeber,
- ein verfeinertes Gefühl für eine abgestimmte, angemessene Hilfengebung und deren antreibende, aktivierende, begrenzende oder verhaltende Wirkung,
- Takt, Koordination und Balance im Bewegungsverhalten zu beurteilen und zu beeinflussen,
- den Grad der An- und Entspannung des Pferdes zu beeinflussen und Impulsion zu entwickeln.

Ihr Pferd lernt

- den Kopf beim Auf- und Abtrensen zu senken und das Gebiss willig anzunehmen oder wieder abzugeben,
- systematische Entspannung der Hals- und Kiefermuskulatur mit beweglichem Genick- und Unterkiefergelenk,
- sich der Positionierung des Gebisses im Maul mit seiner Kopfhaltung anzupassen,
- das Gebiss selbst „aktiv“ mit der Zunge zu halten,
- die Berührungsreize der Gerte als Verständigungsmittel zu interpretieren,
- die Signale des Gebisses und der Gerte in kontrollierte Bewegungen umzusetzen, ohne sich zu stützen, sie zu meiden oder sich dagegen zu wehren,
- sich in dem „Rahmen“, den Sie vorgeben zu bewegen,
- einzelne Beine nach Aufforderung zu bewegen und sich in Haltung und Positionierung an den Wünschen des Menschen zu orientieren,
- sich koordinierter, balancierter und lockerer zu bewegen.

So geht’s

Ihr Gefühl für eine freundliche und angemessene Technik entwickelt sich nur nach und nach durch Erfahrung. Bemühen Sie sich darum, die Berührungsreize von Trense und Gerte einfühlsam und genau zu dosieren und zu platzieren. Arbeiten Sie deshalb nur in kurzen Sequenzen und wechseln Sie mit Übungen der anderen Bodenarbeitsbereiche ab.

Entspannt lernt es sich besser

Denken Sie stets daran: Die Übungen sollen lockern und das Verständnis zwischen Ihnen und Ihrem Pferd füreinander fördern. Die vier wichtigen Horsemanship-Tugenden Ruhe, Angemessenheit, Konsequenz und Geduld müssen Sie bei dieser Arbeit besonders sorgfältig in der Praxis berücksichtigen, damit das Pferd die Interaktionen als Mittel der Verständigung begreift und sein Vertrauen und seine innere Gelassenheit nicht verliert. Bieten Sie Ihrem Pferd immer wieder kurze Ruhephasen an und lassen Sie es verharren. Zunächst müssen Sie Ihrem

Pferd eine ausreichende Phase der Desensibilisierung anbieten, d.h. es mit den Berührungsreizen so lange vertraut machen, bis es kein Meide- oder Abwehrverhalten in Bezug auf Gebiss oder Gerte mehr zeigt. Erst dann sollten Sie es durch sich leicht steigernde Impulssequenzen mit den entsprechenden Berührungsreizen zu immer sensibleren Reaktionen auf feine Einwirkungen hin schulen. Setzen Sie jedes Mal sofort den Berührungsreiz aus, wenn es die jeweils gewünschte (nachgiebige) Reaktion oder Bewegung anbietet. Üben Sie im Stand und im Schritt auf geraden Linien, in Volten und auf zwei Hufschlägen. Sie positionieren sich auf Höhe der Schulter wechselseitig mal links oder rechts vom Pferd. Je nach Situation sind Sie dem Pferd mehr in Bewegungsrichtung oder der Kruppe zugewandt. Sie werden etwas Zeit brauchen, um Ihre Körperhaltung und Schritttechnik auf Ihr Pferd abzustimmen.

>INFO

Mit der Arbeit an der Hand zum besseren Hilfenverständnis

Mit der Arbeit an der Hand legen Sie den Grundstein für feine und feinste Reaktionen und entwickeln ein Gefühl für das richtige Maß der Einwirkungen auf Maul und Körper des Pferdes vom Boden aus als Vorbereitung für spätere gefühlvolle Hilfengebung beim Reiten.

Trainingsvoraussetzungen

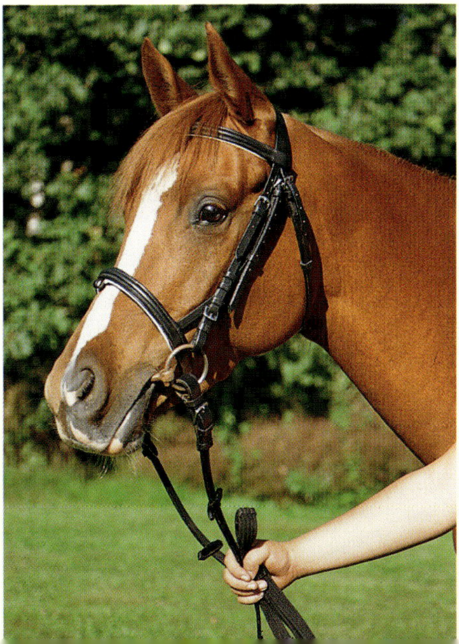

Ausrüstung

Kopfstück mit Trensenmundstück und Zügeln, mindestens 120 Zentimeter lange Touchiergerte, eventuell Streifgamaschen für das Pferd

Zeitrahmen

Alle Übungen der Bodenarbeit sollten in der Regel pro Trainingssequenz nicht länger als 5 bis 10 Minuten dauern. Die einzelnen Übungen können miteinander verknüpft und mit Übungen des Führtrainings kombiniert werden. Das gesamte Programm können Sie bei täglicher Arbeit in ein bis zwei Wochen erarbeiten und festigen. Die Übungen sind auch sehr gut geeignet, um sie vor dem Reiten als lösende Arbeit mit gleichzeitiger Verbesserung von Aufmerksamkeit und Hilfenverständnis anzuwenden.

Achtung, Sicherheit!

Bei den Übungen im Stand stellen Sie sich nur dann vor dem Pferd auf, wenn Sie sicher sind, dass es Sie nicht umstößt, falls es sich erschrecken sollte. Positionieren Sie sich so, dass es Ihnen nicht mit dem Kopf ins Gesicht stoßen kann, wenn es einmal mit dem Kopf zuckt oder pendelt. Bei den Übungen im Schritt positionieren Sie sich nicht zwischen Bande und Pferd. Achten Sie auf Ihre Füße.

Der Trainings-Tipp für die Arbeit an der Hand

Geben Sie mit den Impulsen stets nach oder setzen Sie sie aus, wenn Ihr Pferd mit der gewünschten Bewegung reagiert. Am Anfang genügt schon der kleinste Versuch oder die Andeutung von Muskelentspannung oder Nachgiebigkeit. Es wird Ihnen sehr viel leichterfallen, die Übungen umzusetzen, wenn sie Ihnen von einem geschulten Ausbilder einmal gezeigt werden und Sie bei den ersten Versuchen Anleitung haben. Stellen sich die gewünschten Resultate nicht ein, werden Sie bitte nicht ungeduldig und versuchen Sie nicht, mit Nachdruck einzuwirken. Ihr Pferd soll sich entspannen, verstehen und sich motiviert und zwanglos bewegen.

Übung 1: Auf- und Abtrensen des Pferdes

Das pferdefreundliche Auf- und Abzäumen ist eine Grundvoraussetzung für harmonisches Reiten. Ihr Pferd kann bei dieser Übung eine entspannte Haltung einnehmen.

Sie lernen

› eine sichere und pferdegerechte Art des Auf- und Abzäumens.

Ihr Pferd lernt

› den Kopf beim Auf- und Abtrensen zu senken und das Gebiss willig anzunehmen oder wieder abzugeben.

So geht's

Ihr Pferd ist mit Halfter gezäumt. Bevor das Trensenkopfstück angelegt wird, sollten Sie unbedingt die Größe einstellen. Hier gilt stets „besser zu groß als zu klein". Bei Jungpferden empfiehlt sich ein Arbeitskopfstück nur mit Stirn- und Kehlriemen ohne Reithalfter.

Das Mundstück muss in der Größe für das Pferd richtig ausgewählt und individuell angepasst werden. Zu kurze oder zu lange Gebisse stören das Pferd. Ein zu hoch verschnalltes Gebiss drückt seine Maulwinkel ein und stößt gegen die Ba-

ckenzähne; ein zu tief verschnalltes Gebiss stößt gegen die Haken- oder Schneidezähne. Für den richtigen Sitz der Trense gibt es folgenden Anhaltspunkt: Drücken Sie von oben beim aufgetrensten Pferd auf beiden Trensenringen mit den Zeigefingern mit gleichmäßigem Druck in Richtung Schneidezähne. Das Mundstück sollte nun genau im faltenfreien Maulwinkel liegen und nicht gegen die Hakenzähne stoßen. Wird ein Reithalfter verwendet, muss es genügend weit verschnallt sein, um dem Pferd freie Unterkieferbeweglichkeit zu ermöglichen.
Es soll so lose sein, dass man eine flache Hand unterschieben kann. Zwischen Kehlriemen und Kehle des Pferdes ist für eine Faustgröße Abstand zu halten.

Übung 1 a: Auftrensen

Stellen Sie sich neben der linken Halsseite des Pferdes auf. Das Halfter wird gelöst und mit dem Genickriemen um den Hals im Genick verschnallt. Durch punktuellen Massagedruck mit Daumen und Fingerkuppe am Genick Ihres Pferdes wird es motiviert, den Kopf zu senken und in der Halsmuskulatur zu entspannen. Diese Übung kennt Ihr Pferd schon. Legen Sie nun die Zügel am Genick über den Pferdehals. Halten Sie die Trense mit der rechten Hand am Genickstück fest. Der rechte Unterarm liegt auf Genickhöhe des Pferdes und hält das Kopfstück fest (siehe Bildfolge). Die linke Hand hält zwischen Daumen, Mittel- und Zeigefinger direkt unter dem Pferdemaul das Gebiss unter die senkrechte Maulspalte. Den Daumen

Streifen Sie die Trense stets behutsam und langsam über Augen und Ohren.

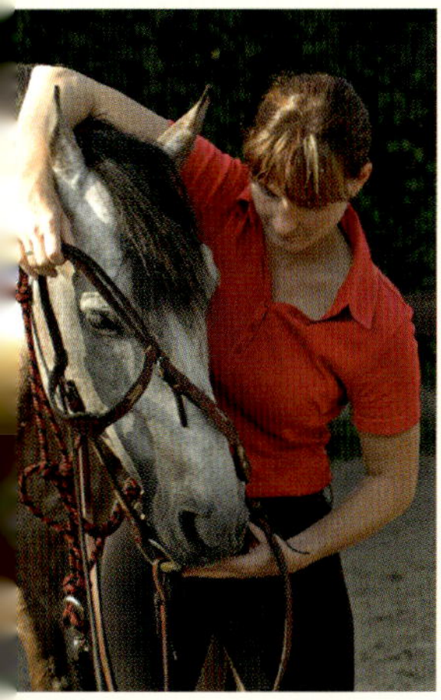

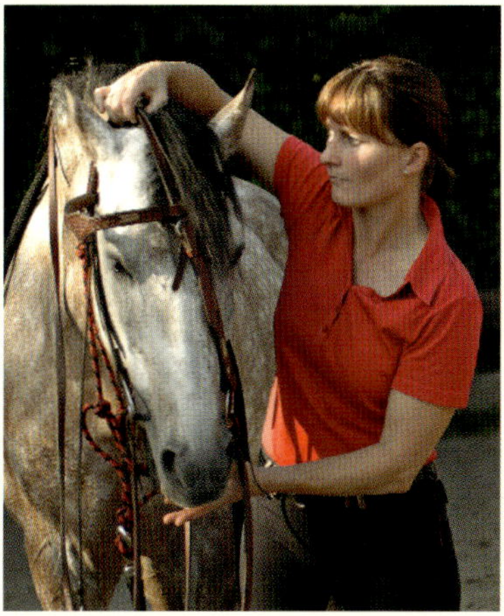

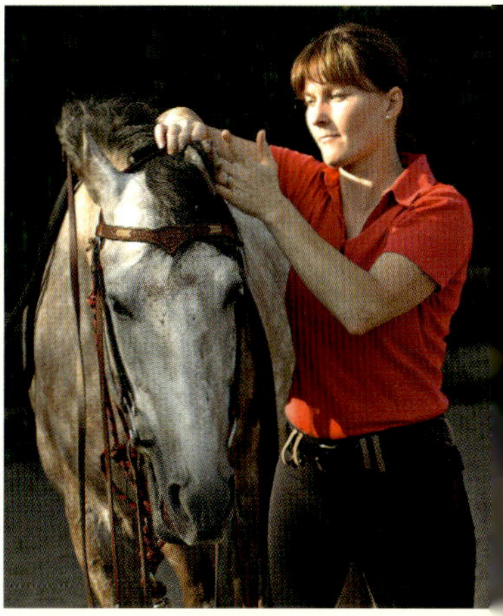

der linken Hand lassen Sie leicht von der Seite zwischen die Lippen des Pferdes gleiten. Sobald das Pferd das Maul öffnet, wird das Mundstück behutsam zwischen die Zähne gelegt und soll vom Pferd mit der Zunge aufgenommen werden. Während das Gebiss bis in die Maulwinkel gleitet, wird mit der rechten Hand das Kopfstück vorsichtig hochgezogen. Danach wird das Genickstück mit beiden Händen erst über das rechte, dann über das linke Auge und Pferdeohr geschoben. Nach dem Auftrensen ziehen Sie Mähne und Schopfhaare glatt.

Übung 1 b: Abtrensen

Zum Abtrensen wird der Kehlriemen und gegebenenfalls das Reithalfter geöffnet. Um die Trense herunterzunehmen, sollten Sie die gleiche Ausgangsstellung wie beim Auftrensen einnehmen. Legen Sie die Zügel über den Hals. Schieben Sie das Genickstück gleichmäßig mit beiden Händen langsam über die Pferdeohren nach vorn. Notfalls üben Sie leichten Druck mit dem rechten, über dem Genick liegenden Unterarm aus. Dies hält den Pferdekopf in einer Abwärtstendenz und unter Kontrolle.

Während der Ausbilder das Kopfstück an der Stirnlinie des Pferdes herabgleiten lässt, ist darauf zu achten, dass das Mundstück nicht gegen die Zähne stößt. Abschließend wird das Halfter angelegt und die Zügel vom Hals genommen.

>INFO

Entspanntes Auf- und Abtrensen
Das Pferd lernt, beim Auf- und Abtrensen eine entspannte und bequeme Haltung einzunehmen. Führen Sie diese Übungen im Anfangsstadium fachgerecht und gefühlvoll aus, so bleibt dieser positive Effekt ein Pferdeleben lang erhalten. Ein Pferd sollte niemals mit Ungeduld und Kraft gezäumt werden.

Übung 2: Gebisseinwirkung, Flexionieren und Nachgiebigkeit

Die Übungen an der Hand auf Trense gezäumt dienen dazu, das Pferd mit der Wirkung des Gebisses vertraut zu machen und sein Unterkiefergelenk und Genick zu mobilisieren. Außerdem soll es lernen, mit Nachgiebigkeit auf den Druckkontakt zu reagieren, der durch ein Gebiss auf Zunge, Maulwinkel und

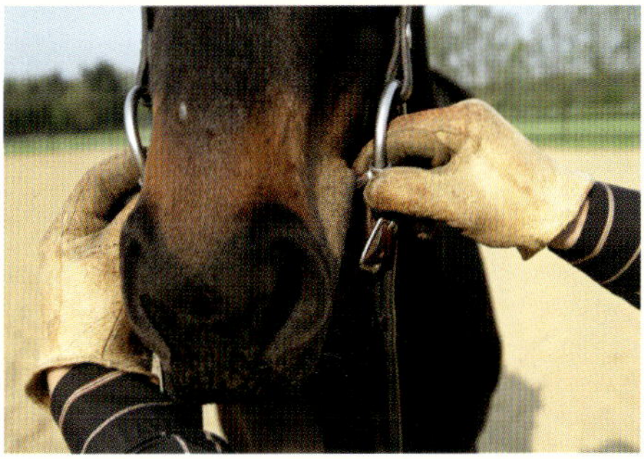

So lernt das Pferd die Wirkung der Trense verstehen und seine Maultätigkeit wird angeregt.

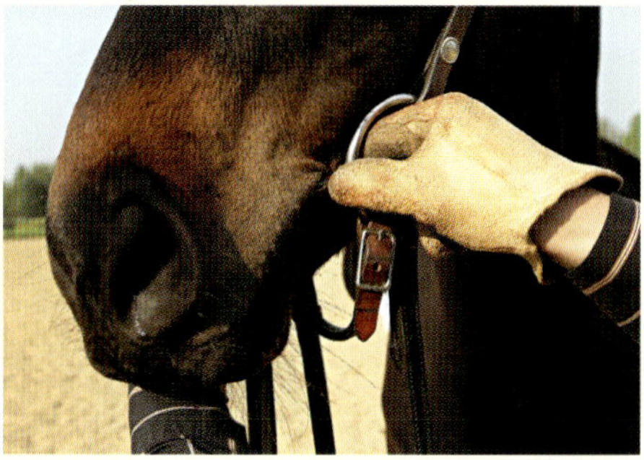

Behutsamer Druck auf beide Maulwinkel löst eine Leck-Kau-Schluck-Reaktion aus.

Lefzen, nicht aber auf die Laden ausgeübt wird (siehe Fotos oben). Es ist für das Pferd gleichzeitig eine lösende Übung.

Solche Druckkontakte werden später im Rahmen reiterlicher Einwirkungen mit den Zügeln zur Verständigung mit dem Pferd vom Sattel aus eingesetzt. Sie bekommen das Gefühl für die Wirkung des Gebisses im Maul und erkennen, welche Einwirkungen zu Verspannungs- und welche zu Entspannungsreflexen führen. Nur wenn Ihr Pferd muskulär nachgiebig und geistig aufmerksam ist, empfindet es die Druckeinwirkungen nicht als störend oder irritierend.

Am Anfang werden Pferde ihrem natürlichen Reflexverhalten folgend das Gebiss als „Fremdkörper" im Maul empfinden und versuchen, es abzustoßen oder zu zerbeißen. Sie zeigen die Tendenz, auf Druckkontakte mit Gegendruck oder Muskelanspannung zu reagieren. Sie verspannen ihre Halsmuskulatur, und Genick und Unterkiefergelenk werden blockiert. Mit den Übungen soll dieses Verhalten abgebaut werden, um das Vertrauen für die später folgenden reiterlichen Einwirkungen beim Einreiten, hier besonders mit dem Gebiss, zu entwickeln. Es darf sich nicht gegen den Kontakt versteifen oder wehren. Dazu muss es lernen, bestimmte Muskelgruppen zu lockern und zu dehnen, sich loszulassen.

Die seitlichen Biegeübungen lockern den Hals.

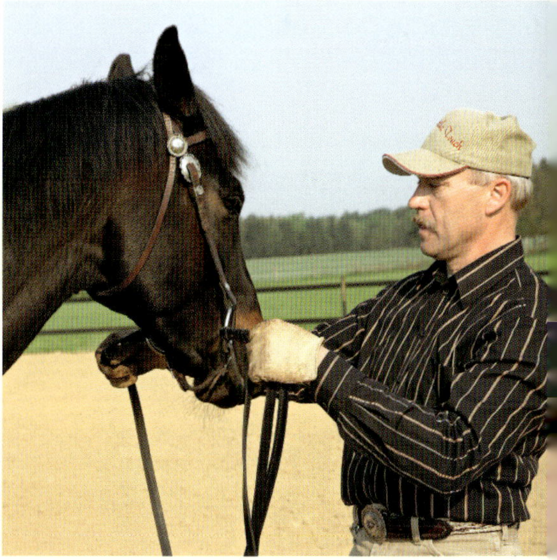

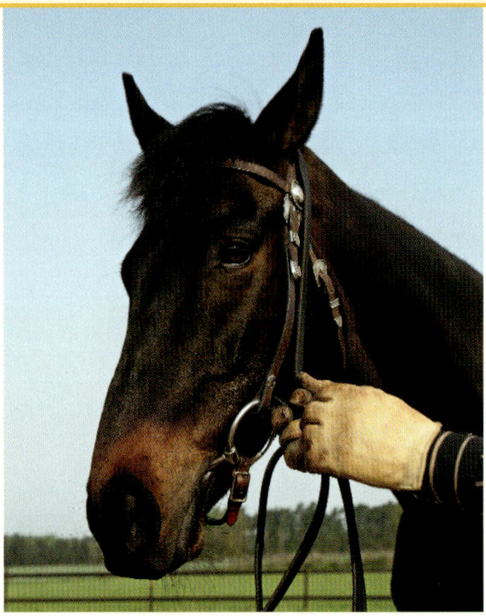

Aufwärts in die Maulwinkel wirkender Gebissdruck löst das Pferd im Genick.

Im Rahmen der Übungen soll Ihr Pferd als Reaktion unterschiedlicher Druckimpulse den Kopf absenken, den Hals links und rechts beugen, im Genick flexen und abkauen (Unterkiefergelenk mobilisieren). Achten Sie darauf, die Übung von beiden Seiten auszuführen.

Sie lernen

- ein Bewusstsein für die Reaktionen des Pferdes auf die Gebisseinwirkung,
- mit dem Gebiss wohldosiert an verschiedenen Stellen unterschiedliche Reaktionen auszulösen,
- ein Gefühl für den Spannungsgrad der Halsmuskulatur zu entwickeln.

Ihr Pferd lernt

- sich beim Gebisskontakt zu entspannen, das Genick und das Unterkiefergelenk zu mobilisieren,
- sich dem Gebiss mit entsprechender Halsbiegung anzupassen,
- das Gebiss als Signalgeber zu verstehen.

So geht's

Stellen Sie sich vor das Pferd und schauen Sie es an (siehe Foto Seite 99 unten). Fassen Sie mit der linken Hand den rechten und mit der rechten Hand den linken Zügel dicht an den Trensenringen mit circa 10 bis 20 Zentimetern Abstand. Die restlichen Zügelenden halten Sie in einer Hand. Nun beginnen Sie mit beiden Händen, einen weichen gleichmäßig wechselnden Druckkontakt mit dem Mundstück auf die Maulwinkel auszuüben. Als Reaktion sollte das Pferd mit einer kleinen Nickbewegung kurz im Genick nachgeben. Sobald es die Neigung dazu zeigt, geben Sie nach.

Wiederholen Sie diese Übung, bis das Pferd durch die Entspannung der Muskulatur seine Maulpartie kurzzeitig entspannt, was sich durch Lecken und Kauen äußert. Nun können Sie mit dem Biegen an der Hand zur einen oder anderen Seite beginnen. Positionieren Sie sich dazu wie beim Abkauenlassen vor dem Pferd. Soll sich das Pferd nach rechts biegen, gibt die linke Hand mehr Druck auf die linke Trensenhälfte in Richtung Unterkiefer. Die rechte Hand bringt das Trensenmundstück je nachdem in tieferer oder höherer Position vorwärts in Richtung Oberkiefer. Warten Sie, bis sich Ihr Pferd durch Locke-

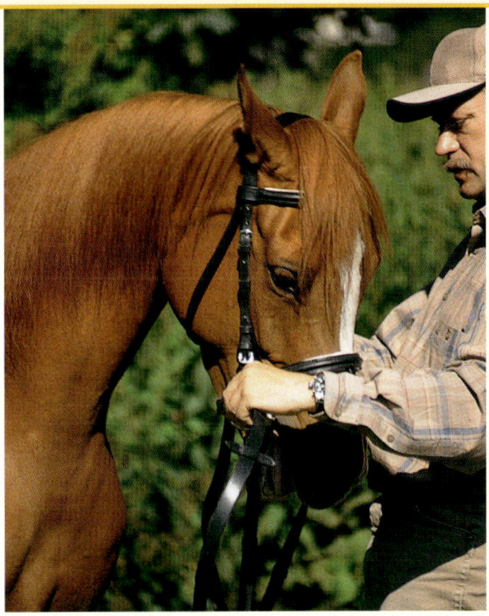

Manchmal sind bis zur ersten Nachgiebigkeit etwas stärkere Impulse notwendig.

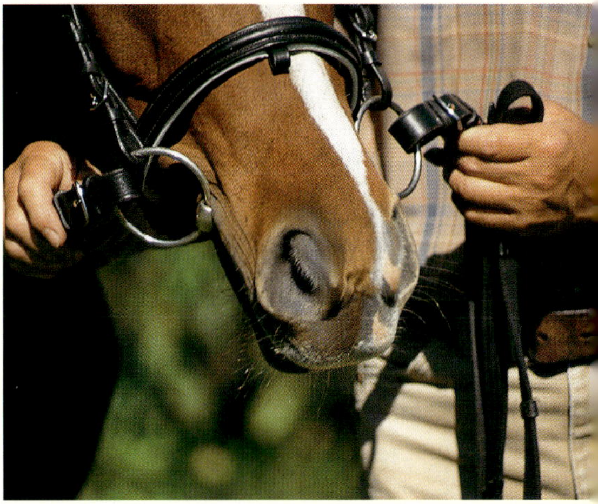

Nach und nach reichen feine Impulse, um Zunge, Unterkiefer und Genick zu mobilisieren.

rung der Muskeln entsprechend der Gebissstellung anpasst und sich seitlich im Hals nach rechts biegt. Geben Sie dann sofort langsam nach und lassen Sie es in die Normalhaltung zurückkommen. Die Wirkung beider Hände sollte dabei so abgestimmt werden, dass die Biegung zunächst im Genick und in den Ganaschen stattfindet. Später kann sie sich im Bereich der Halswirbelsäule fortsetzen.

Geben Sie Rückmeldungen

Jedes Nachgeben des Pferdes belohnen Sie anfänglich sofort mit kurzem Nachlassen des Gebissdrucks. Wiederholen Sie die Übung nach beiden Seiten hin einige Male. Später ist ihr Ziel dynamische bereitwillige und entspannte Nachgiebigkeit des Pferdes.

Zu weiteren Nachgiebigkeitsübungen stellen Sie sich seitlich neben dem Pferd in Bewegungsrichtung auf. Greifen Sie mit einer Hand unter dem Hals durch und platzieren Sie mit einem Trensenteil Abwärtsdruck und mit dem anderen Aufwärtsdruck, bis das Pferd sich durch Halsbiegung der Gebissstellung anpasst. Lassen Sie es jeweils wieder langsam in die Ausgangsposition zurückkehren.

>INFO

Einwirkung erkennen

Sie erfühlen Ihre eigene Gebisseinwirkung durch diese Übung bewusst. Sie entwickeln ein besseres Verständnis für die Wirkungsweise von Gebissen und ein besseres Gefühl für die feine und gezielte Einwirkung damit. Beachten Sie die individuell unterschiedlichen Reaktionen der Pferde.

Übung 3: Abstreifen und Touchieren mit der Gerte

Bei dieser Übung machen Sie Ihr Pferd mit den Berührungen der Touchiergerte vertraut. Sie desensibilisieren es, um Überreaktionen wie Meide- oder Abwehrverhalten, aber auch vorweggenommene Reaktionen auszuschließen. Es soll seine Akzeptanz und sein Verständnis gegenüber Berührungen mit der Gerte an allen Körperteilen verbessern.

In dieser Trainingsphase lernt das Pferd stillzustehen, gelassen zu bleiben und sich weiterhin vertrauensvoll an Ihnen zu orientieren. Nutzen Sie diese Übung, um das Gefühl für die individuell auf Ihr Pferd abgestimmten Einwirkungen zu entwickeln und mit dem Pferd zusammen zur inneren und äußeren Ruhe zu finden. Die Übung Abstreifen und Touchieren mit der Gerte ist somit geeignet, das Verständnis und das Vertrauen in der Sozialbeziehung zwischen Ihnen und Ihrem Pferd zu fördern, und bereitet das Pferd auf weitere Lernschritte vor.

Sie lernen

> einen gefühlvollen, wohldosierten und präzisen Umgang mit der Gerte,
> Einfühlungsvermögen gegenüber den Reaktionen des Pferdes.

Ihr Pferd lernt

> Gelassenheit bei Körperkontakt mit der Gerte,
> mehr Vertrauen zu bekommen.

Ausrüstung

Touchiergerte mindestens 120 Zentimeter, eventuell Streifgamaschen bei anfänglich unruhigen Pferden.

So geht's

Stellen Sie sich mit Blick zur Kruppe neben Ihrem Pferd auf. Ihr Pferd steht auf dem Hufschlag parallel zur Bande. Sie positionieren sich etwa am Kopf des Pferdes auf der Innenseite. Mit einer Hand halten Sie die Zügel unterhalb des Kinns, die Zügelschlaufe halten Sie in der gleichen Hand. Ihre zur Kruppe gewandte Hand hält die Gerte. Nun beginnen Sie von vorn nach hinten, das Pferd über den Rücken mit der Gerte abzustreifen. Beginnen Sie am Hals (siehe Foto) und streifen Sie dann behutsam über Rücken und Kruppe,

Ruhiges Abstreifen fördert Vertrauen

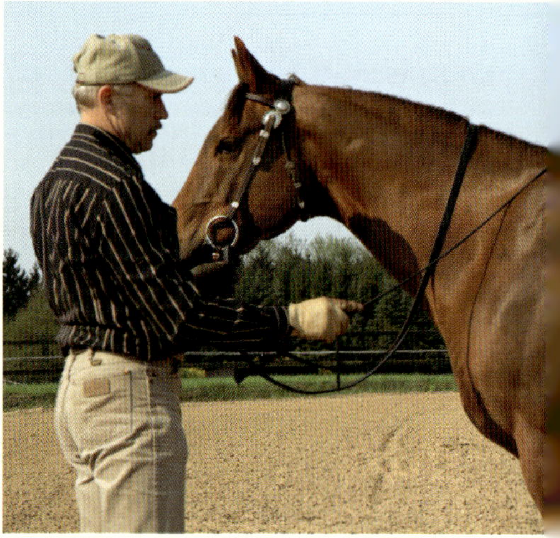

Beine etc., bis Sie alle Körperteile des Pferdes berührt haben (zuletzt den Kopf).

Diese Übung wird so lange durchgeführt, bis Ihr Pferd keine Zeichen von Angst, Ablehnung oder Skepsis mehr zeigt. Die Zügel bleiben relativ locker. Sollte das Pferd seinen Standort verlassen, wird mit weichen touchierenden Berührungen weitergearbeitet, bis das Pferd anhält. Steht es still, loben Sie es und setzen die streifende Bewegung aus. Diese Übungen werden auf beiden Seiten ausgeführt, bis das Pferd gelassen und entspannt stehen bleibt.

›INFO

Wechseln Sie ab

Das Abstreifen sollten Sie mit sehr viel Ruhe durchführen. Üben Sie die Desensibilisierung nur circa fünf bis zehn Minuten und stellen Sie Ihrem Pferd dann zur Abwechslung eine andere Aufgabe. Wechseln Sie die Aufgaben mit den Desensibilisierungsübungen ab, bis Ihr Pferd auch bei schnellen oder plötzlichen Bewegungen mit der Gerte gelassen, willig und entspannt bleibt.

Übung 4: Bewegungskontrolle, Sensibilisierung, Ein-Schritt-Kontrolle

Die Desensibilisierung in Übung 3 hat die Ruhe, das Vertrauen und die Akzeptanz Ihres Pferdes gefördert. Nun möchten Sie durch touchierende Berührungen gezielte Reize setzen, die Ihr Pferd veranlassen, kontrollierte Einzelbewegungen auszuführen und sich dann wieder abwartend zu entspannen. Dazu nehmen Sie die Gerte und tippen das Pferd damit wie mit einem Taktstock vorsichtig an.

Beginnen Sie ganz behutsam und steigern Sie dann die Intensität schrittweise, bis es die gewünschte Bewegung anbietet. Dann setzen Sie die Impulse sofort aus und loben es. Achten Sie darauf, systematisch gezielte und wohldosierte Einwirkungen zu platzieren. Genau dort, wo Sie mit der Gerte ein weiches Körpersignal geben, soll das Pferd auf Ihre Einwirkung mit einer weichenden Bewegung reagieren. Zum Beispiel: Touchieren Sie das rechte Vorderbein, sollte das Pferd sein Bein anheben. So schulen Sie die Körperkoordination Ihres Pferdes. Dabei soll es die Signale abwarten und nichts vorwegnehmen.

Im weiteren Trainingsverlauf können Sie die einzelnen Gliedmaßen in ihrer Vorwärtsbewegung und ein präzises seitliches Verschieben der Vor- Mittel- und Hinterhand kontrollieren. Das Entlasten eines Beins und die Verlagerung

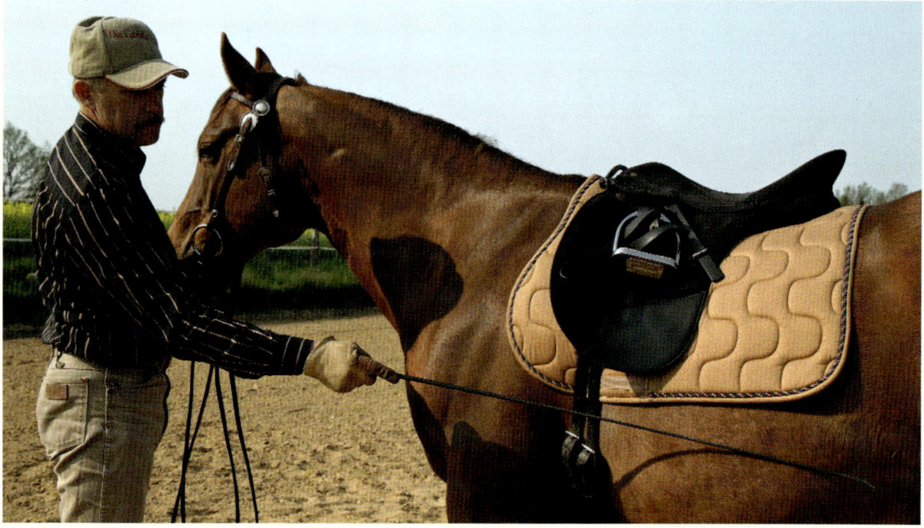

Mit leichten touchierenden Impulsen berührt man das Pferd an der Seite, wo später die Schenkel wirken. Es soll hier ein wenig seitlich nachgeben oder einen Schritt tun.

der Körpermasse auf die drei anderen ist eine wichtige Übung bei der Arbeit an der Hand. Fordern Sie Ihr Pferd auf, mit präzise platzierten und dosierten Gertenimpulsen einzelne Körperteile bzw. die Beine zu bewegen, zum Beispiel einen Huf auf die Zehenspitze zu stellen, zu entspannen und sich dabei auf drei Beinen auszubalancieren.

Sie lernen

> punktgenau, gefühlvoll und dosiert auf verschiedene Körperteile des Pferdes einzuwirken,
> die individuellen Überreaktionen Ihres Pferdes oder das Ausbleiben einer Reaktion zu berücksichtigen,
> die Bedeutung eindeutiger Hilfengebung.

Ihr Pferd lernt

> mit einzelnen Körperteilen sensibel auf Berührungsreize zu reagieren,
> ein differenziertes Signalverständnis in Bezug auf Berührungsreize,
> abzuwarten, bis es aufgefordert wird etwas zu tun und nur Bewegungen auszuführen, die verlangt werden.

Ausrüstung

Kopfteil mit Mundstück, Gerte, eventuell Gamaschen

So geht's

Stellen Sie sich seitlich dem Pferd zugewandt auf. Mit weichen Impulsen berühren Sie es am Ihnen näheren Vorderbein mit der Gerte im Bereich der Fessel. Entlastet oder hebt es das Bein kurz, loben Sie es und setzen die Impulse aus. In gleicher Weise fordern Sie es auf, ein Hinterbein zu heben. Versuchen Sie Ihre touchierenden Impulse so abzustimmen, dass Ihr Pferd den jeweiligen Huf nur auf die Zehenspitze setzt und entspannt. Dann legen Sie die Gerte an der Pferdeseite an. Beginnen Sie mit fein abgestimmten Impulsen, bis es sich als Reaktion auf diese Berührung etwas biegt oder ein wenig zur Seite weicht. Setzen Sie anfänglich die Impulse sofort aus, wenn es ansatzweise die gewünschte Reaktion zeigt. Versuchen Sie, einzelne Bewegungselemente oder nur einen Tritt vor oder zurück durch Ihre gefühlvoll dosierten Touchierhilfen auszulösen. Denken Sie stets daran: Es ist einfach, bei einem Pferd Bewegungen auszulösen, doch es ist schwierig, diese präzise zu kontrollieren und zu beenden. Dieser Teil der Ausbildung wird häufig vernachlässigt. Arbeiten Sie also nach der bewährten Devise: Langsam – wenig – richtig! Später begleiten Sie die Bewegung mit behutsamer Gertenberührung. Diese Übungen sollten Sie nur jeweils fünf bis zehn Minuten verlangen.

>INFO

Präzise Bewegungen

Sie verknüpfen in dieser Übungsreihe einzelne Impulse mit Einzelbewegungen. Wichtig: Ihr Pferd soll warten und nur auf die wohldosierten Impulse eine einzige Bewegung ausführen.

Übung 5: Kontrolliertes Tempo, Antreten, Halt, Rückwärts

Nun möchten Sie Einzelbewegungen zu einer kontrollierten Bewegungsfolge zusammenfügen. Ihr Pferd soll die Bewegungsabläufe nach und nach dynamisch, flüssig und taktmäßig ausführen. Deshalb achten Sie besonders auf die richtige Technik. Bei angenommenen Zügeln kann das Gebiss mehr oder weniger Druck auf Kinnladen und Zunge, Lefzen und Maulwinkel ausüben. Mit Rücksicht auf das empfindliche Pferdemaul sollten Sie daher jegliches Ziehen oder unnötiges Rucken an den Zügeln vermeiden. Dies ist der Grund, warum Sie in diesem Stadium der Übungen mit Hilfe der Gerte auch die Vorwärtsbewegung oder seitliche Abweichungen begrenzen sollten.

Sie lernen

- Impulse aufeinander abzustimmen,
- die Einwirkungen angemessen zu dosieren und zu platzieren,
- das Tempo des Pferdes feinmotorisch zu kontrollieren.

Ihr Pferd lernt

- Ihnen seine volle Aufmerksamkeit zu schenken,
- sensibel auf Berührungsreize zu reagieren und sie als Hilfen zu verstehen,
- sein Tempo kontrolliert zu variieren.

So geht's

Stellen Sie sich seitlich halb zugewandt zum Pferd auf, während es auf dem Hufschlag steht. Die Zügel sind mit der Führhand unter dem Kinn gefasst, wobei der äußere Zügel dem äußeren Gebissring genügend Raum lässt und das Gebiss nicht die Maulwinkel einquetscht. Teilen Sie sie mit dem Zeigefinger und halten Sie sie zwischen Daumen und Mittelfinger, die Zügelschlaufe wird in der gleichen Hand gehalten. Achten Sie auf gefühlvolle Einwirkungen im Pferdemaul.

Bei der Arbeit auf der linken Hand befinden Sie sich seitlich links auf Halshöhe mit Blickkontakt zum Pferd. Das Pferd wird über den inneren Zügel leicht nach links gestellt. Mit touchierenden vorwärtstreibenden Hilfen geben Sie leichte Impulse auf die Hinterhand des Pferdes in Höhe des Oberschenkels. Diese Hilfe begleiten Sie mit aufmunterndem Schnalzen. Macht das Pferd einen Schritt vorwärts, loben Sie es und setzen die Gertenimpulse aus. Lassen Sie es einige Schritte gehen, dann geben Sie mit einem ruhigen „Hoooooo" ein Ankündigungssignal für das Anhalten. Zur Ausführung ziehen Sie nun nicht am Zügel, sondern geben ganz leichte aufwärts-rückwärts gerichtete Impulse. Versuchen Sie nicht, Ihr Pferd mit der Trenseneinwirkung zum Anhalten zu zwingen. Lassen Sie stattdessen die Gerte mit leichtem Zweifingergriff am Gertengriff durchpendeln und setzen Sie sie von vorn nach hinten mit deutlichen Impulsen gegen das äußere Buggelenk ein, bis Ihr Pferd anhält. Auch bei den weiteren Übungen wird die Gerte zum Anhalten des Pferdes oder zum Verlangsamen auf diese Weise eingesetzt, bis die minimalen Gebisseinwirkungen ausreichen. So können Sie das Pferd auf Ihrer Seite mit der Gerte „einrahmen". Bei Unachtsamkeit oder Unaufmerksamkeit setzen Sie sie mit angemessenen Impulsen ein. Durch die Einwirkung auf das äußere Buggelenk erreichen Sie ein gerades Anhalten. Lassen Sie es eine Weile stehen, bevor Sie es wieder antreten lassen. Es gibt verschiedene Touchierpunkte: Schenkellage-Kruppe-Oberschenkel etc.

Auch ist Ihre Körperhaltung und -positionierung von entscheidender Bedeutung. Finden Sie durch aufmerksames Beobachten der Reaktionen Ihres Pferdes heraus, auf welche Signale es am besten reagiert. Wiederholen Sie die Übung nicht länger als einige Minuten am Stück. Wechseln Sie mit anderen Übungen ab. Nach einiger Wiederholung wird Ihr Pferd immer aufmerksamer. Nun geben Sie zum Anhalten nur leichte Signale am Pferdemaul und schauen, ob es damit allein zum Verlangsamen und Halten zu bewegen ist. Sollte es nicht reagieren, geben Sie wieder gleichzeitig leichte Gertensignale vor dem Buggelenk (siehe Foto). Mit dieser Einwirkung fordern Sie es nun auf, auch einige Tritte rückwärts zu gehen. Aus dem Halt bauen Sie mit fein abgestimmter aufwärts-rückwärts gerichteter Gebisseinwirkung in Richtung der Maulwinkel leichten Druck auf, bis das Pferd einen Schritt rückwärts weicht. Dazu geben Sie das schon vom Führtraining bekannte Stimmsignal. Beim ersten Anzeichen des Rückwärtsweichens setzen Sie den Gebissdruck aus und loben es. Nach und nach lassen Sie es bis zu drei Schritte rückwärts gehen. Gelingt das taktmäßig, flüssig und gerade, können Sie auch zwei oder drei „Dreier-Reprisen" miteinander verknüpfen, bevor Sie es wieder vorwärts antreten lassen. Natürlich ist es ein Zeichen guter Verständigung, wenn es Ihnen gelingt, stets genau drei Schritte ausführen zu lassen. Dies darf aber nicht erzwungen werden. Macht das Pferd einen Schritt zu viel, dann waren Sie vermutlich zu spät in Ihren Reaktionen. Versuchen Sie, Ihr Timing in solch einem Fall zu verbessern.

Nachdem Ihr Pferd das grundsätzliche Verständnis für die Hilfengebung und die Bewegungsfolgen erworben hat und Ihnen die Hilfen flüssig und locker von der Hand gehen, können Sie nun gezielt eine bestimmte Anzahl von Tritten ausführen lassen und dann immer wieder verharren. Es folgen im lockeren Wechsel Reprisen von Schritt, Antreten, Halt, Rückwärts, Halt, Vorwärts. Die Bewegungsabläufe werden nach und nach dynamischer ausgeführt und harmonisiert.

Zum Anhalten sagen Sie „Hoooo" und geben leichte Gertenimpulse auf das äußere Buggelenk. Mit dem Gebiss geben Sie ganz leichte aufwärts-rückwärtsgerichtete Impulse, bis das Pferd still steht.

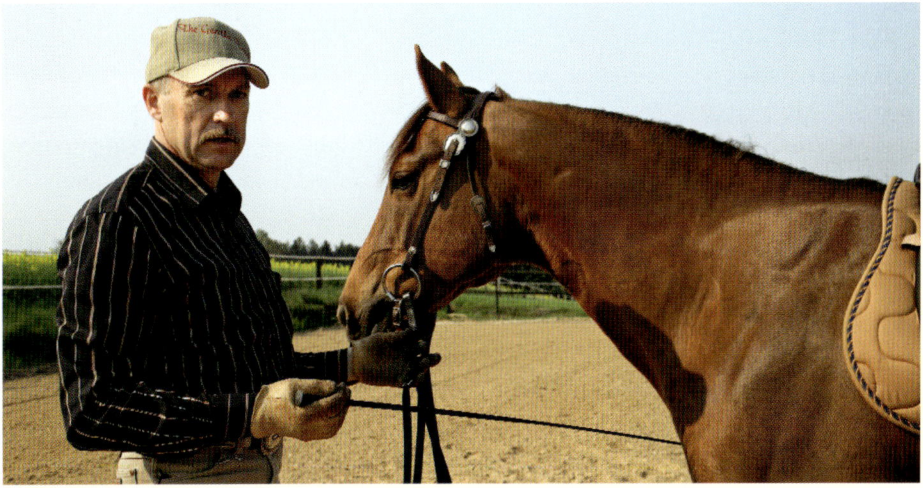

Übung 6: Seitliches Übertretenlassen

Aus der kontrollierten Vorwärtsbewegung heraus entwickeln Sie nun erste diagonale Tritte. Ihr Pferd lernt dabei, ruhig und taktmäßig mit den Beinen vorwärts-seitwärts zu treten und dabei zu überkreuzen. Es wird dadurch für die Übungen des Schenkelweichens und spätere Lektionen in den Seitengängen unter dem Reiter vorbereitet. Es lernt, die Bewegungen ohne Irritationen oder Störungen durch einen Reiter schon gewohnheitsgemäß auszuführen. Um dem Pferd dieses Bewegungsverhalten verständlich zu machen, müssen Sie bei dieser Übung das Zusammenspiel von vorwärts begrenzenden, antreibenden und seitlich weichen lassenden Einwirkungen genau abstimmen. Sie werden dadurch Ihr Takt- und Feingefühl verfeinern und sich selbst koordinierter bewegen. Ihr Pferd wird im Laufe der Übungen seine Selbsthaltung verändern und sich in vermehrter Grundspannung bewegen. Mit dieser Übung können Sie nach und nach erste kurze Versammlungsphasen ohne Reiter entwickeln und somit Ihr Pferd optimal für die gymnastizierende Arbeit unter dem Sattel vorbereiten.

Entscheidend ist das Zusammenspiel der Hilfen.

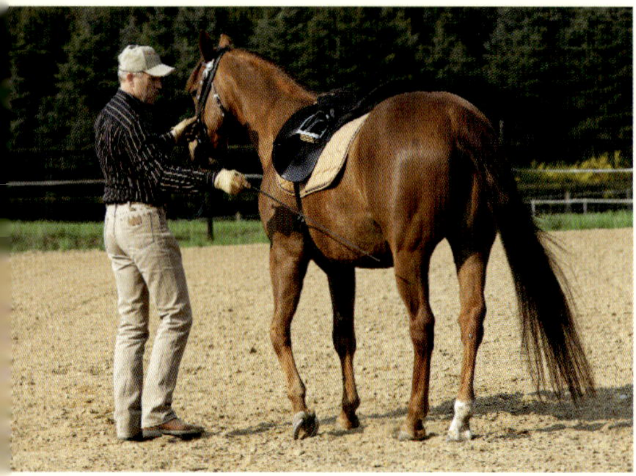

Sie lernen

- präzises Taktgefühl,
- fein abgestimmte Dosierung der Einwirkungen,
- das dynamische Zusammenwirken verschiedener Hilfen,
- die Entwicklung von Impulsion,
- sich koordiniert zu bewegen.

Ihr Pferd lernt

- die korrekte Ausführung diagonaler Schrittfolgen,
- das Verständnis für das Zusammenwirken der Hilfen,
- sich koordinierter, besser ausbalancierter und impulsiver zu bewegen,
- Selbsthaltung und die Gelenke der Hinterhand vermehrt zu beugen.

So geht's

Um ihm die Übung zu erleichtern, beginnen Sie zunächst auf gebogenen Linien. Sie gehen wie in der Vorübung seitlich neben Ihrem Pferd an der inneren Schulter und halten den Zügel dicht an den Trensenringen. Mit der anderen Hand halten Sie die Gerte. Vom Hufschlag aus leiten Sie Ihr Pferd im Schritt auf eine Volte und dann wieder auf eine Gerade entlang der Bande. Nachdem Sie das Raumgefühl für den Wechsel von Volten und Geraden erworben haben, begrenzen Sie nun auf der Volte durch rückwärts-aufwärts wirkende Impulse mit dem Gebiss etwas die Vorwärtsbewegung. Gleichzeitig touchieren Sie das Pferd in der schon gewohnten Weise seitlich, um es zu ein oder zwei seitlich kreuzenden Tritten mit der Hinterhand zu veranlassen. Durch Berührungsimpulse dicht oberhalb des Sprunggelenks an der Hinterhand motivieren Sie Ihr Pferd, mit der Hinterhand auszuweichen. Dies geschieht so, dass das Pferd mit der Vorhand auf einem kleineren Kreisbogen bleibt, während es mit den Hinterbeinen einen größeren beschreibt. Es ist wichtig, dass es vor allem vorwärts-seitwärts übertritt, statt nur seitwärts zu gehen.

Sobald es zwei bis drei Schritte anbietet, gehen Sie wieder zu einer zügigen Vorwärtsbewegung auf der Volte über. Lassen Sie es pro Volte ein- oder zweimal in dieser Weise überkreuzen. Üben Sie das auf beiden Händen, bis Sie zweimal pro Volte je drei diagonale Schritte ausführen lassen können.

Nun leiten Sie Ihr Pferd im Schritt am Ende einer Volte in eine Schulterherein-Position an der Bande und veranlassen es, überkreuzend zwei bis drei diagonale Schritte auszuführen, und leiten es wieder auf die Volte. Sie können es nun abwechselnd mal in den Volten kreuzen lassen in der seitlichen Abstellung an der Bande. Üben Sie zunächst nur jeweils drei Schritte. Nach und nach können Sie zwei oder drei „Dreier-Reprisen" miteinander verbinden. Ihr Pferd sollte die Übung immer präziser auf zwei Hufschlägen ausführen, jeweils mit entspannenden Volten ohne Übertreten zwischendurch.

Erhalten Sie die Vorwärtsbewegung.

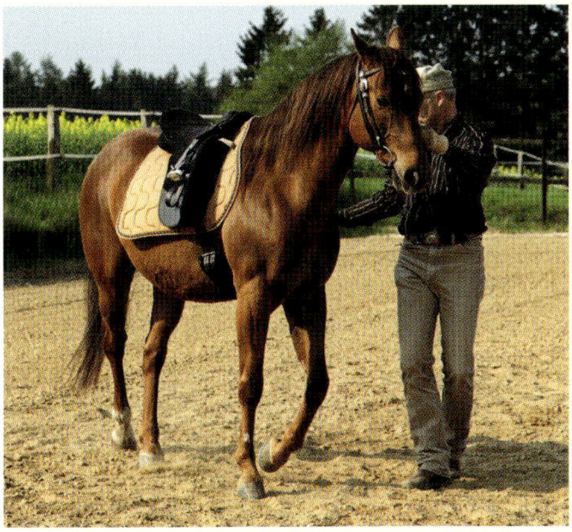

Das Hinterbein soll vorwärts-seitwärts kreuzen.

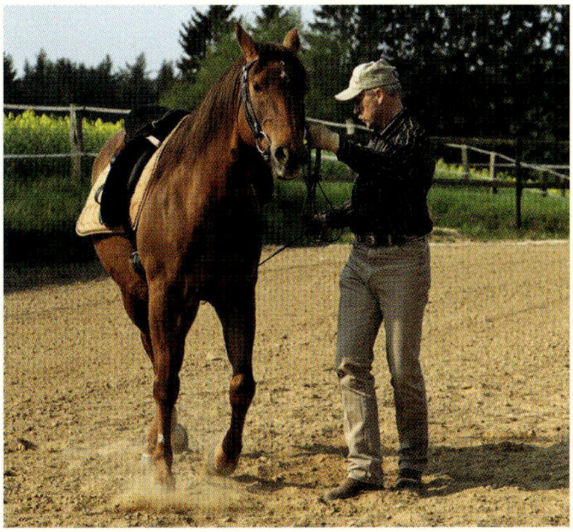

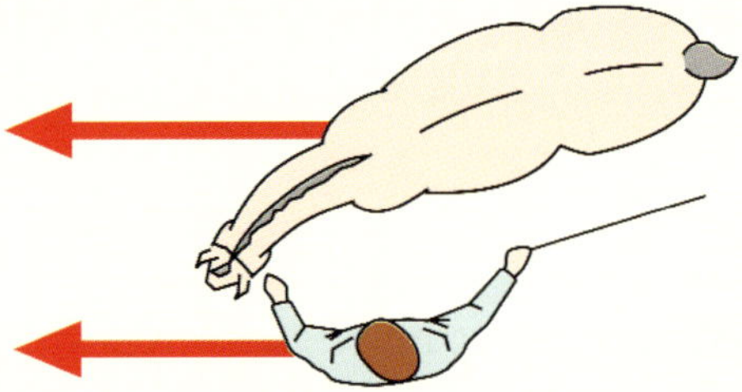

Das linientreue und kontrollierte seitliche Übertretenlassen fördert die Koordination.

Achten Sie dabei auf eine taktmäßige diagonale Bewegungsfolge und fleißiges flüssiges Tempo.

Verliert Ihr Pferd die Vorwärtstendenz, gehen Sie mit der zügelführenden Hand vor. Mit der Gerte aktivieren Sie die Vorwärtstendenz zusätzlich in Form von Impulsen. Diese werden oberhalb des Sprunggelenks gegeben. Vermeiden Sie eine zu stark rückwärts wirkende Gebisseinwirkung. Durch Wiederholungen lernt das Pferd mit der Zeit, immer flüssiger zu überkreuzen, bis Sie aus den Volten fast eine Wendung um die Vorhand an der Hand entwickeln können.

>INFO

Vorwärts hat Vorrang

Verliert das Pferd den Bewegungsfluss bei dieser Übung, so ist zunächst am Vorwärts und dann am Vorwärts-Seitwärts zu arbeiten. Führt es diese Übung willig, gelassen und taktmäßig aus, können ihm auch mehrere Schritte in Folge abverlangt werden. Als aufbauende Lektion können Sie mit dem Übertreten aus der Bewegung auf geraden Linien beginnen.

>ZUSAMMENFASSUNG

Arbeit an der Hand

Ausrüstung:		*Wassertrense und Touchiergerte*
Zielsetzung:		*mit Gebisseinwirkung und touchierender Gerte vertraut machen und Hilfenverständnis entwickeln*
Weg:	>	*Gebiss und Gertengewöhnung (Vertrauen)*
	>	*Mobilisieren von Unterkiefergelenk und Genick (lockern und lösen)*
	>	*Hilfenverständnis (Durchlässigkeit)*
	>	*Bewegungskoordination und Synchronisierung (Losgelassenheit)*

Nutzen Sie diese Übungsreihe, um Ruhe, Gelassenheit und feinmotorische Reaktionen zu fördern und Ihr eigenes Timing, Gefühl und Geschick zu verfeinern. Ihr Pferd entwickelt ein differenziertes Hilfenverständnis und beginnt, bewusst und kontrolliert Hilfen mit bestimmten Bewegungsabläufen zu verknüpfen.

Desensibilisierung

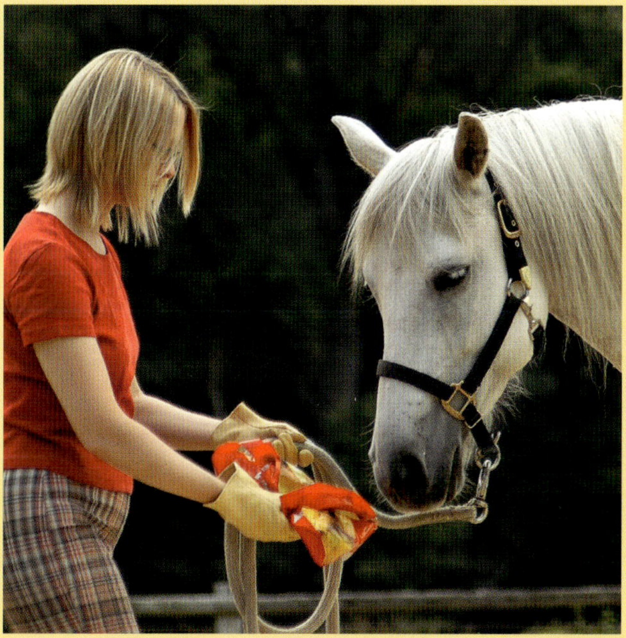

Sicher und gelassen durch das Antischrecktraining

Die Modifikation des Fluchtverhaltens bei Pferden ist ein wesentlicher und notwendiger Teil der Ausbildung. In der traditionellen deutschen, von Berufsausbildern gelehrten Form beschränkt man sich in der Regel auf reine Gewöhnungsübungen gegenüber angstauslösenden Reizen. Der Pferdeausbilder soll dabei eine passive, beruhigende Rolle übernehmen. Dieses Verfahren zielt darauf ab, dass sich bei häufiger Wiederholung nach und nach eine erhöhte Toleranz gegenüber den furcht- oder angstauslösenden Reizen einstellt. Bei selbstbewussten, von Natur aus furchtlosen Pferden können Sie mit der Methode auch zu guten Ergebnissen kommen. Allerdings werden Veränderungen in gewohnter Umgebung immer wieder neue Gewöhnungsphasen notwendig machen. Bei schreckhaften, ängstlichen Typen ist mit dieser Methode allerdings kein nachhaltiger Erfolg möglich. Eine tatsächliche Kontrolle über das Verhalten in ungewohnten Situationen können Sie damit bei keinem Pferd erreichen. Unaufmerksamkeit und wieder aufflackerndes Meide-, Flucht- oder Panikverhalten führen nicht selten zu erhöhten Stress- und Risikosituationen. Letztes Mittel zur Wiedererlangung der physischen Kontrolle über ein Pferd in solchen Situationen sind dann oft Gewaltakte. Dabei wird auch übersehen, dass Wiederholung nicht verändert, sondern Verhaltensmuster festigt. Solche Versuche, das Schreck- und Fluchtverhalten eines Pferdes langfristig zu modifizieren und kontrollierbarer zu machen, zeigen deshalb meist nur unzulängliche Erfolge.

Häufig beginnen Pferdebesitzer oder Reiter auch ihrerseits, ein Meideverhalten zu entwickeln, indem sie solche Situationen umgehen. Vermeidung wird von Verhaltenstherapeuten jedoch als eine

Achtung! Viele Pferde reagieren jetzt heftig.

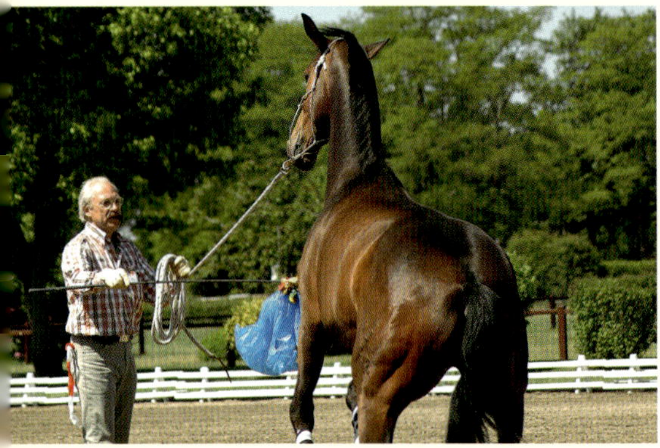

Der Reiz soll bleiben, auch wenn es ausweicht.

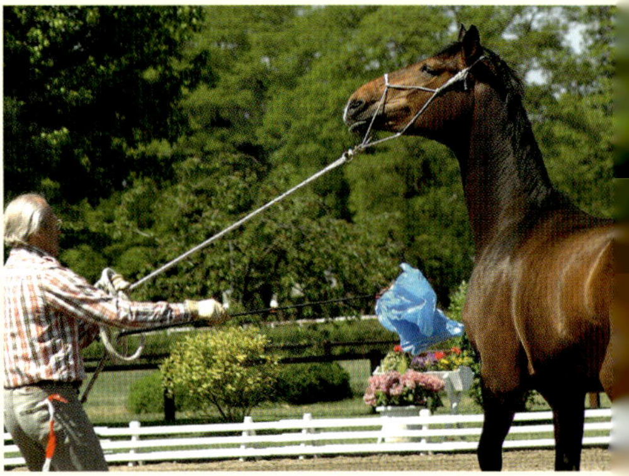

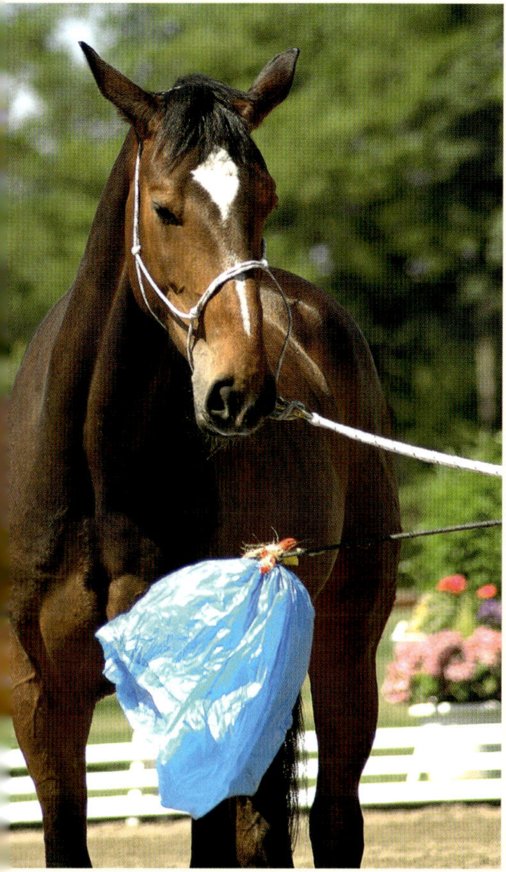

Nun hat es den Reiz akzeptiert, steht auf allen vier Beinen und hat ein ruhiges Auge.

die Störung aufrechterhaltende Bedingung angesehen, da sie neue Erfahrungen verhindert und deshalb die Bewältigung der ungewohnten Reize beziehungsweise Situationen erschwert.

Gewusst wie

Mit zweckmäßigen, verhaltenstherapeutischen Verfahrensmethoden wie systematischer Desensibilisierung bzw. Sensibilisierung und mit einer angemessenen Konfrontationstherapie können Sie sehr viel bessere, nachhaltige Resultate in der Verhaltensbeeinflussung und Kontrolle Ihres Pferdes erzielen.

Unter Desensibilisierung versteht man in der praktischen Verhaltenstherapie den Prozess, bei dem man mit einem Verfahren schrittweise gegen Angststörungen (Furcht-, Panik-, generalisierte Angststörung) und andere Gefühlsüberflutungen vorgeht. Die Zielsetzung ist, eine Bewusstseins- und Verhaltensänderung zu erreichen, um die Akzeptanz gegenüber solchen Einflüssen deutlich zu erhöhen. Die Prinzipien dieser Verhaltenstherapie sind aus dem Humanbereich abgeleitet und können auch auf die Arbeit mit Pferden grundsätzlich übertragen werden. Dazu müssen allerdings zweckmäßige Lernsituationen geschaffen werden, durch die das Pferd von einem mit der Methode vertrauten Ausbilder geleitet wird. In der The Gentle Touch-Methode bildet dieser Themenkreis den vierten Baustein der Bodenschule. Kombinieren Sie Übungen aus diesem Themenkreis in Wechselwirkung mit den drei anderen Bereichen.

Aber Achtung! In jedem Fall sollten Sie zuvor eine grundsätzliche Verständigungs- und Kontrollebene erarbeitet haben. Auch sollten Sie unbedingt die Hilfe eines erfahrenen Ausbilders in Anspruch nehmen, wenn Sie sich mit dieser Thematik erstmalig befassen möchten.

>INFO

Die Methoden der Desensibilisierung

Drei grundsätzliche Verfahren lassen sich erfolgreich bei Pferden anwenden, um die Sicherheit und Kontrolle in Schrecksituationen langfristig und nachhaltig zu verbessern und den Stresslevel deutlich zu senken:

A *Die systematische Desensibilisierung ist eine Ausbildungsmaßnahme, bei der man schrittweise darauf abzielt, eine psychische Angststörung (Angst-, Panik-, generalisierte Angststörung) und andere Gefühlsüberflutungen zu modifizieren. Durch Wiederholung entsprechender Lernsituationen in Kombination mit B und C erreicht man die besten Resultate.*

B *Die Konfrontationstherapie, auch Reizüberflutung oder Flooding, bezeichnet ein Verfahren, bei dem eine sofortige starke Konfrontation mit dem angst- oder panikauslösenden Objekt bzw. einer Situation in sorgfältig vorbereiteten Lernsituationen vorgenommen wird. Durch begleitende Einwirkungen in der vom Pferd akzeptierten Leitfunktion werden sein Vertrauen und sein Selbstbewusstsein durch die Situationserfahrung aus den Lernsituationen verbessert.*

C *Das sogenannte Stressimpfungstraining ist ein Verfahren, bei dem Sie mit Ihrem Pferd gemeinsam Strategien zur möglichen Stressbewältigung vorbeugend in Lernsituationen erarbeiten. Das Einüben der Strategien geschieht präventiv, d. h. die Strategien zur Stressreduktion werden bereits vor dem stressauslösenden Ereignis vermittelt (siehe als Beispiel Leitseil-Übung 9, Seite 86).*

Ziele der Desensibilisierung auf einen Blick

Sie lernen

- Ihr Pferd systematisch mit ungewohnten Reizen vertraut zu machen,
- es angemessen und kontrolliert für Schrecksituationen vorzubereiten,
- bei Meide- und Fluchtverhalten angemessen und ruhig zu reagieren,
- Gelassenheit und Kontrolle in Stresssituationen.

Ihr Pferd lernt

- sich auch in ungewohnten oder stressigen Situationen von Ihnen leiten und kontrollieren zu lassen,
- solche Situationen generell ruhig und gelassen zu akzeptieren,
- gelassen, selbstbewusst und mitarbeitend neue Situationen zu bewältigen.

So geht's

Drei grundsätzliche Verfahren der systematischen Verhaltensänderung werden in den Übungen genutzt. Durch diese Übungen können Sie bei angemessener Anwendung nachhaltig positive Veränderungen des Pferdeverhaltens in Schreck- oder Risikosituationen erzielen. Sie erfordern Einfühlungsvermögen, Selbstsicherheit, Erfahrung und schnelles Reaktionsvermögen. Stimmen Sie die Übungen individuell stets auf Ihren eigenen Ausbildungsstand und das Verhalten Ihres Pferdes ab. Versuchen Sie ohne kompetente Anleitung und Unterstützung keine Übungen, die übermäßige Schreckreaktionen beim Pferd auslösen könnten.

Arbeiten Sie anfänglich nicht in der Gruppe, sondern einzeln. Arbeiten Sie in einem sicheren Bereich. Stets sollten Sie eine Übungseinheit mit Entspannungsübungen und einem kooperativen, gelassenen Pferd beenden. Beschränken Sie die Übungseinheiten auf 15 bis 20 Minuten und verteilen Sie sie über einen längeren Zeitraum.

Bei allen Übungen werden Sie Ihr Pferd in besonders dafür gestalteten Lernsituationen Schritt für Schritt mit Meideverhalten, furcht- oder angstauslösenden Reizen konfrontieren. Dies geschieht keinesfalls „überfallsartig", sondern in individuell abgestimmter, gut vorbereiteter Form und unter besonderer Beachtung aller Sicherheitsaspekte. Die Übungen finden generell in möglichst sicherer Umgebung statt. Haben Sie Zweifel, ob Sie die Reaktionen Ihres Pferdes richtig einschätzen und kontrollieren können, dann sollten Sie unbedingt die Hilfe eines erfahrenen Ausbilders in Anspruch nehmen. Nach anfänglicher Anleitung können Sie mit zunehmender innerer Sicherheit und Übung bei Ihnen und Ihrem Pferd weitere Übungen selbstständig fortführen.

Die Einstiegsübung im Stand gelingt am besten mit einer zusammengeknüllten Plastiktüte.

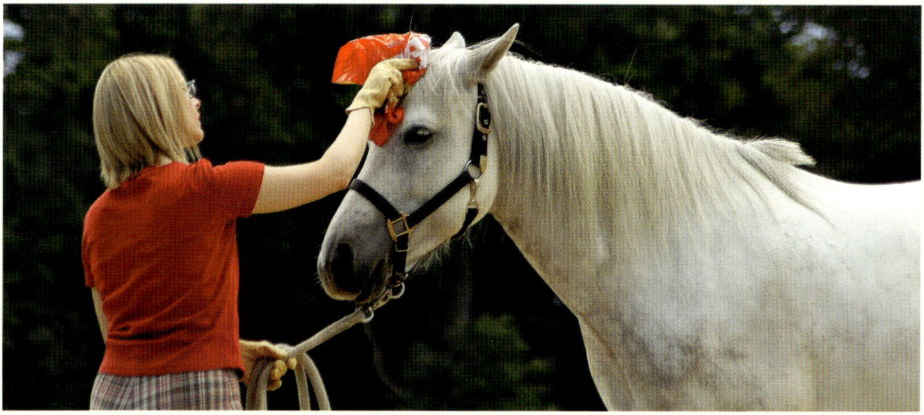

>INFO

Die „Schreck-weg-Methode"

Die The Gentle Touch-Lernübungen orientieren sich an verhaltenstherapeutischen Verfahrensmethoden wie „systematischer Desensibilisierung", „Konfrontationstherapie" und „Stressimpfungstraining". Mit diesen Übungen können Sie und Ihr Pferd unter kontrollierten Rahmenbedingungen neue Erfahrungen in der Bewältigung von Schreck- und Stresssituationen sammeln und sie mit mehr Selbstvertrauen und Routine sicher und kontrolliert bewältigen. Die Übungen bewirken eine Bewusstseins- und Verhaltensveränderung beim Pferd. Bei Mensch und Pferd verbessern sich die Grundgelassenheit und das Selbstvertrauen deutlich.

Trainingsvoraussetzungen

Ausrüstung

Zur Durchführung der Übungen verwenden Sie entweder ein Leitseil mit Knotenhalfter oder ein gut passendes Stallhalfter (bei unsensiblen Pferden Stallhalfter und Führkette). Sie sollten Handschuhe und Sicherheitsschuhe tragen, das (beschlagene) Pferd trägt Streifgamaschen.

So kann man den Reizkontakt aufrechterhalten.

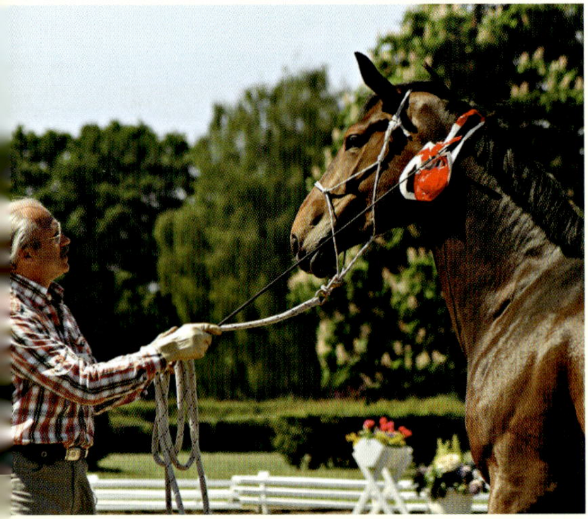

Übungsplatz

Der Arbeitsbereich ist sicher eingezäunt, der Boden ist rutschfest mit weichem Bodenbelag (Sand). Der ideale Arbeitsbereich für diese Übungen ist ein gut eingezäunter Longierzirkel oder ein Round-Pen.

Hilfsmittel

Es werden verschiedene Plastikfolien, Seile, Regenschirme, Bälle, eine Wassersprühflasche, Gerte oder ein dünner elastischer Stock mit Plastikfahne verwendet. Diese Gegenstände müssen so beschaffen sein, dass von ihnen keine Verletzungsgefahr ausgeht. Vorsicht bei Akzeptanzübungen mit elektrischen Geräten wie

Schermaschine usw., hier müssen Sie unbedingt einen Kabelschutz verwenden!

Zeitrahmen

Halten Sie die Übungseinheiten dieses Themenkreises kurz, 15 bis 20 Minuten täglich sind ausreichend. Sie können auch zweimal täglich solche Übungseinheiten durchführen. Versuchen Sie kontinuierlich jeden Tag zu arbeiten, bis Ihr Pferd deutlich mehr Gelassenheit gegenüber den Einflüssen zeigt, denen Sie es aussetzen.

Achtung, Sicherheit

Den meisten Pferdebesitzern ist das Desensibilisieren fremd, da Sie im Rahmen der deutschen Reitlehre nicht praktiziert wird. Sie sollten deshalb durch die Vorarbeit schon in den anderen drei Bereichen meiner Bodenschule ein gutes Gespür für das Verhalten Ihres Pferdes erworben haben. Sie verfügen nun über eine klare Kommunikationsbasis und haben Ihrem Pferd Grenzen gesetzt. Dennoch kann man auch bei guter Vorarbeit in den anderen Bereichen der The Gentle Touch-Bodenschule nicht ganz ausschließen, dass ein Pferd als Reaktion auf die Reizflutung erschrickt, davonstürmen möchte oder nach dem Gegenstand oder der Bezugsperson ausschlägt oder sie bedrängt.

Berücksichtigen Sie diese Möglichkeiten stets im Interesse Ihrer Sicherheit und der Ihres Pferdes. Lässt das normale Verhalten Ihres Pferdes vermuten, dass es zu solchen Problemen kommen kann, verzichten Sie darauf, sich diesem Themenkreis ohne kompetente Anleitung eines erfahrenen The Gentle Touch-Trainers zuzuwenden.

Solange sich das Pferd verspannt, reduziert man.

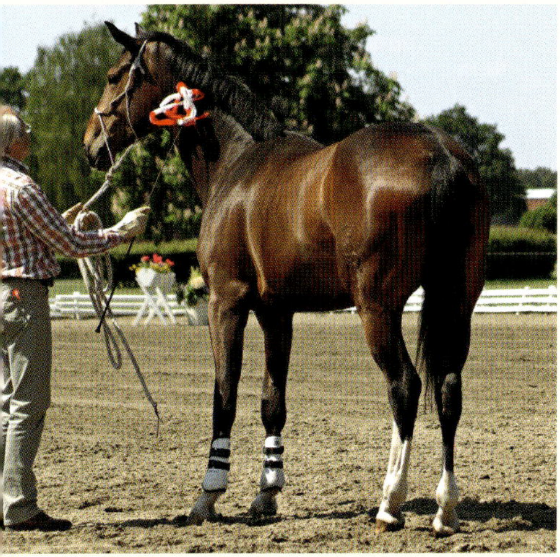

Den Hals zu biegen, hilft Spannung abzubauen.

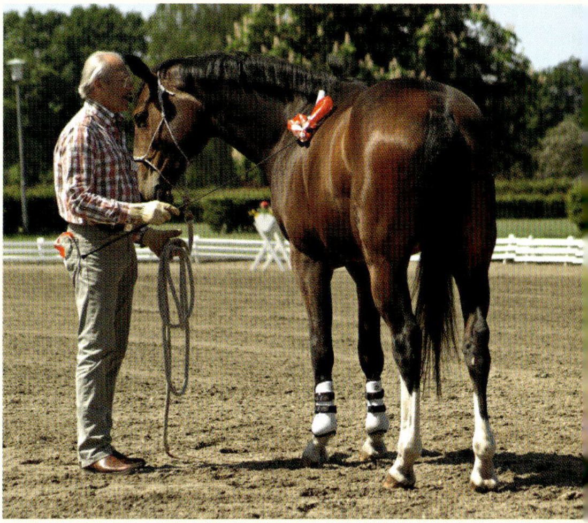

Der Trainings-Tipp für die Desensibilisierung

Um den bestmöglichen Effekt mit dieser Übungsreihe zu erzielen, sollten Sie sich einen Ablaufplan machen, dem Sie dann folgen. Zunächst analysieren Sie das Problemverhalten Ihres Pferdes genau. Finden Sie heraus, was zur Entstehung von Stress, Meideverhalten, Furcht oder Panik führt. Danach planen Sie die Rahmenbedingungen, die Struktur und den Ablauf des beabsichtigten Übungs- und Lernprozesses. Wählen Sie angemessene und zweckmäßige Hilfsmittel und beachten Sie die Sicherheitsaspekte sorgfältig. Halten Sie Ihre Übungseinheiten kurz und verteilen Sie sie über einen längeren Zeitraum. Beachten Sie, dass Ihr Pferd Erfahrungen stets mit dem Ort verknüpft, an dem es sie gemacht hat. Nachdem Sie in sicherer Umgebung die Grundlagen erarbeitet haben, wechseln Sie die Orte und Rahmenbedingungen und wiederholen alle Übungen. Auch die Akzeptanz unter dem Reiter muss dann noch mal in eigenständigen Übungseinheiten erarbeitet werden. Teilen Sie die Arbeit mit Ihrem Pferd in folgende Phasen ein:

Übungsphase

In der Übungsphase führen Sie Ihr Pferd erstmalig durch die verschiedenen Lernübungen und lassen es erste kontrollierte Erfahrungen mit den zunächst furchterregenden Dingen machen. Gehen Sie dabei in vier Schritten vor:

- **Vorbereitung auf einen Stressor:** Orientierung und Planung, was zu tun ist.
- **Konfrontation mit dem Stressfaktor:** Erinnern Sie sich daran, was Sie sich für die schwierige Situation vorgenommen haben, zum Beispiel das Pferd in kleinen Schritten der Situation aussetzen, klare Grenzen setzen, sich entspannen, nicht grob werden, dem Pferd Entspannungsphasen anbieten usw., Rückzugsbereiche einplanen.
- **Gefühl der Überwältigung:** der Ernstfall wird in einer entsprechend angemessenen Lernsituation vorweggenommen und die eventuell drohende Panik beim Pferd ansatzweise herbeigeführt.
- **Selbstbestärkung:** Die Selbstbestärkung dient dazu, Ihr eigenes Bewältigungsverhalten zu entwickeln und das Selbstvertrauen im Verhaltensrepertoire Ihres Pferdes zu fördern und zu stabilisieren.

Halten Sie diese Übungseinheiten kurz, 15 bis 20 Minuten täglich sind ausreichend. Sie können auch zweimal täglich solche Übungseinheiten durchführen. Versuchen Sie, möglichst täglich ohne Unterbrechung zu arbeiten, bis Sie und Ihr Pferd im Rahmen der Selbstbestärkung erkennbare Resultate erzielt haben.

Anwendungsphase

In der Anwendungsphase erproben Sie mit Ihrem Pferd die neu erworbenen Bewältigungsmöglichkeiten in immer realeren Belastungssituationen. Konfrontieren Sie sich und Ihr Pferd stufenweise mit den Stresssituationen und arbeiten Sie sich Schritt für Schritt an die denkbar ungünstigste Situation heran. Ziel der Anwendungsphase ist es, sich mit dem Pferd eine gewisse Flexibilität im Umgang mit realen Problemsituationen zu erarbeiten. Dabei können Sie davon ausgehen, dass Sie und Ihr Pferd gemeinsam und interaktiv in der Übungsphase die notwendigen Bewältigungsmöglichkeiten erlernt haben, die in den realen Belastungssituationen zur gelassenen und kontrollierten Bewältigung führen. Das „Stressimpfungstraining" wird im Rahmen der The Gentle Touch-Methode zur Kontrolle von Stress- und Belastungssituationen durchgeführt, wie sie im alltäglichen Leben von Pferdeleuten und Reitern im Umgang und bei der Nutzung von Pferden immer wieder vorkommen können.

›INFO

Systematisch zur Gelassenheit

Durch systematische Lernübungen sind Sie mit Ihrem Pferd Schritt für Schritt in angemessener Dosierung sozusagen „immun" für ehemals Furcht einflößende Eindrücke und Begebenheiten geworden. Aus diesem Grund wird das Verfahren auch als „Stressimpfung" bezeichnet. Sie bleiben nun beide in solchen Situationen ruhig und gelassen.

Übung 1: Reize und deren Akzeptanz im Stand

In dieser Übung vermitteln Sie Ihrem Pferd, ungewohnte Reize am Körper ohne Meideverhalten zu akzeptieren und dabei ruhig stehen zu bleiben. Lassen Sie es zunächst an dem Objekt schnuppern (Foto rechts). Anfänglich wird es die ihm angebotene Komfortzone verlassen, wenn es den Reizen ausgesetzt wird. Kehren Sie immer wieder zur Ausgangsposition zurück und lassen es entspannen (Nachgiebigkeitsübungen), bevor Sie erneut mit der Reizflutung beginnen.

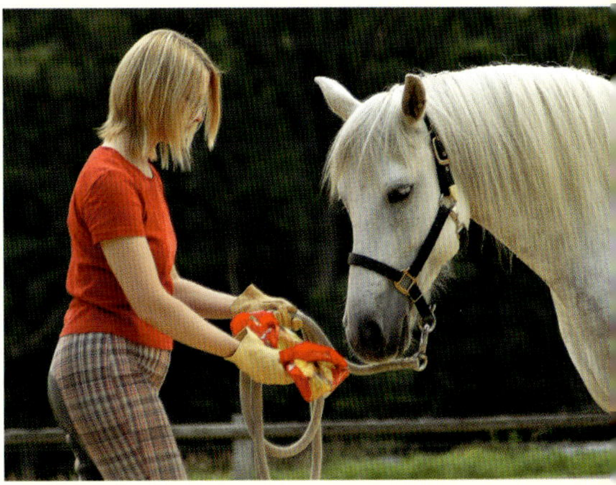

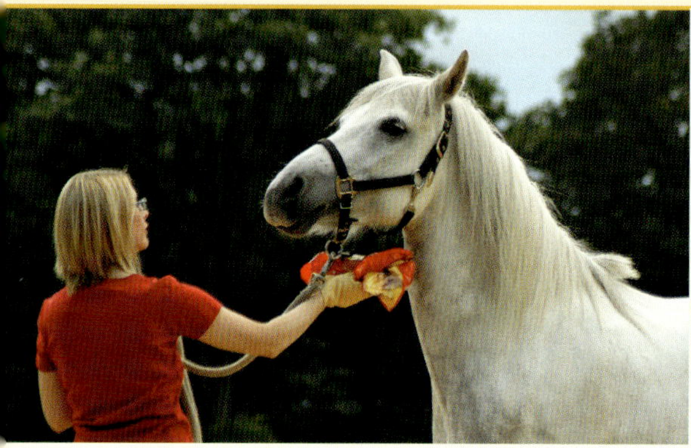

Vorsichtige Kontaktaufnahme mit dem Pferd

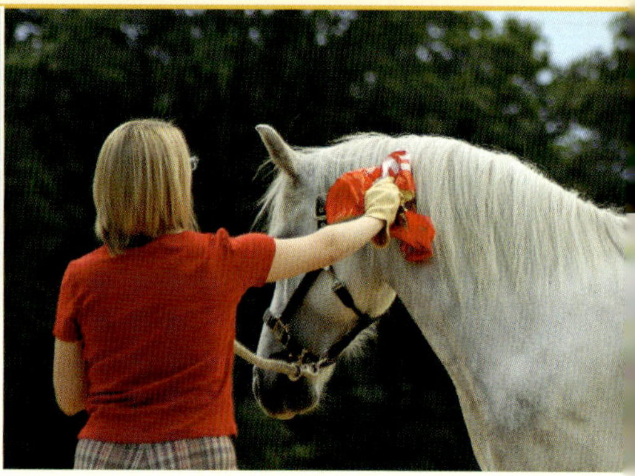

Wie mit einer Bürste reibt man es behutsam ab.

Sie lernen

- Ihr Pferd zunächst einmal im Stand behutsam und systematisch mit ungewohnten Reizen vertraut zu machen,
- bei Meide- und Fluchtverhalten angemessen und ruhig zu reagieren.

> TIPP

Die gleitende Bremse

Einen direkten, harten Zug mit dem Leitseil oder Führstrick sollten Sie möglichst vermeiden. Will Ihr Pferd sich den Einflüssen entziehen, wirken Sie mit Impulsen über Leitseil und Halfter ein. Zieht ein Pferd kraftvoll am Halfter, so lässt man das Seil mit dosiertem Widerstand durch die Hand gleiten. Mit Intervallen wird es kurz abgebremst. Eventuell müssen Sie Ihrem Pferd ein Stück folgen, während Sie die „gleitende Seilbremse" anwenden. Vermeiden Sie möglichst, Ihr Pferd mit Kraft festzuhalten.

Ihr Pferd lernt

- sich gegenüber ungewohnten Reizen, denen es von Ihnen ausgesetzt wird, kontrolliert und abwartend zu verhalten und sie zu akzeptieren,
- in solche Situationen nicht mehr auszuweichen, sondern abzuwarten und ruhig stehen zu bleiben,
- gelassen, selbstbewusst und aktiv neue Situationen zu bewältigen.

So geht's

Gehen Sie mit Ihrem Pferd auf einen sicher eingezäunten Übungsplatz. Dort lassen Sie es halten und beginnen nun damit, es mit behutsamen Bewegungen mit einem kleinen Stück zusammengeknülltem Plastik abzustreifen (siehe Bildfolge auf dieser Seite). Fangen Sie am Kopf an und fahren Sie mit gleitenden Bewegungen über Hals, Schulter, Vorderbeine, Rücken, Kruppe und Hinterbeine fort. Tun Sie das nacheinander auf beiden Seiten des Pferdes, ähnlich wie beim Putzen.

Achtung: Bei Berührung der Vorder- und besonders der Hinterbeine achten

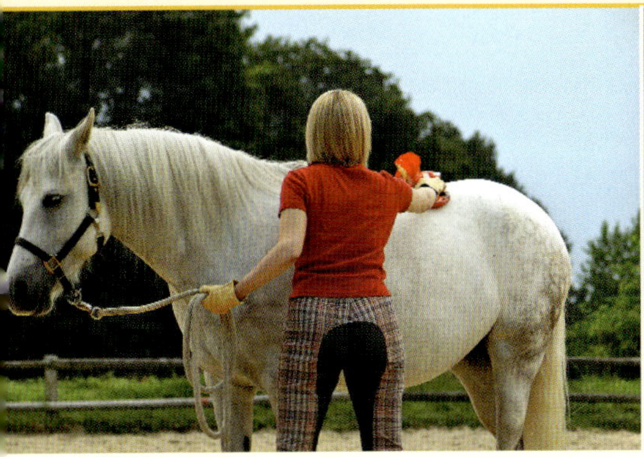

Dabei arbeitet man sich bis zur Hinterhand vor.

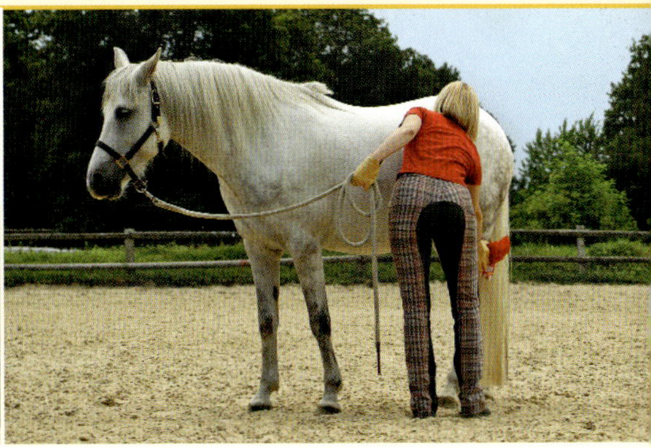

Steht es gelassen, geht man an die Hinterbeine.

Sie aus Sicherheitsgründen auf Ihre korrekte Körperpositionierung, z. B. an der Schulter. Gehen Sie behutsam, umsichtig und angemessen vor. Nach und Nach steigern Sie die Intensität des „Abreibens".

Bewegt sich das Pferd, spannt es sich an oder versucht es auszuweichen, fahren Sie mit den ruhigen reibenden Berührungen fort. Sobald es stillsteht, hören Sie damit auf und loben es. Weicht Ihr Pferd deutlich aus, bleiben Sie im Zentrum eines kleinen Kreises und wirken so ein, dass Ihr Pferd in einem kleinen Zirkel um Sie herumgehen muss. Dabei soll es mit der Hinterhand einen größeren Bogen beschreiten als mit der Vorhand. Akzeptiert das Pferd diese Berührungen, verwenden Sie ein immer größeres Stück Plastik und auch andere Materialien. Lässt sich Ihr Pferd quasi „einwickeln", haben Sie Ihr Ziel erreicht. Eine Sprühflasche mit Wasser ist eine gute Möglichkeit, um Ihr Pferd für das Besprühen mit Fliegenspray vorzubereiten. Bei Pferden, die geschoren werden sollen, ist die Kontaktaufnahme mit laufender Schermaschine (ohne Scherblatt) sinnvoll. Zur Vorbereitung kann auch ein Föhn genutzt werden.

Übung 2: Übergang zwischen Akzeptanz im Stand und in der Bewegung

Ihr Pferd hat in Übung 1 gelernt, ruhig stehen zu bleiben, auch wenn es ungewohnten Reizen ausgesetzt wird. Nun soll es sich kontrolliert bewegen, während es den Reizen ausgesetzt ist, und auf Anweisung ruhig stehen bleiben.

Sie lernen

› Ihr Pferd systematisch mit ungewohnten Reizen vertraut zu machen, es dabei kontrolliert einige Schritte zu leiten und dann wieder verharren zu lassen.

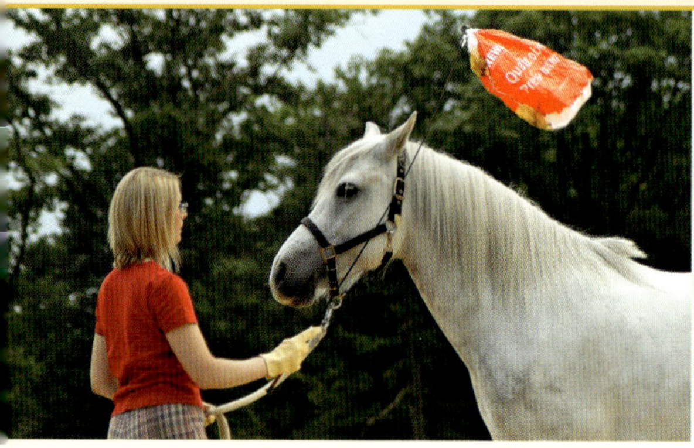

Vorbereitung mit der Gertenflagge, zunächst noch im Stand

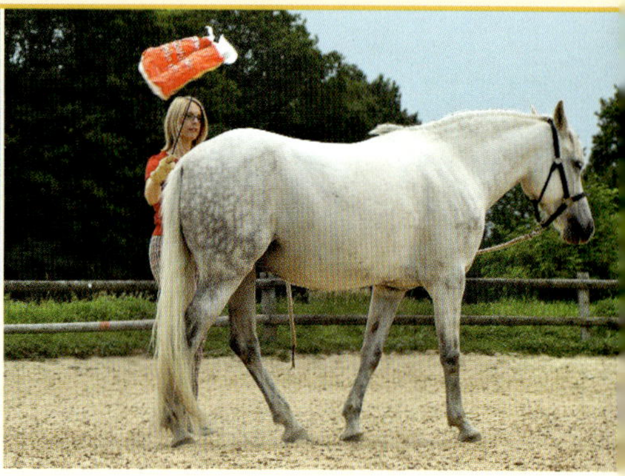

Man wedelt behutsam über Kopf und Rücken und beobachtet die Reaktion des Pferdes.

Ihr Pferd lernt

- sich auch in stressigen Situationen von Ihnen leiten zu lassen,
- solche Situationen systematisch zu akzeptieren und ruhig und gelassen zu bleiben.

So geht's

Verwenden Sie eine Gerte, an deren Spitze einige Plastikstreifen mit Klebeband befestigt sind. Streifen Sie Ihr ruhig stehendes Pferd damit ab. Lassen Sie es dann einige wenige Schritte vortreten, während Sie es weiterhin abstreifen. Es lernt nun, dass die Reizsituation auch in der Bewegung vorhanden ist und es ein Stück „verfolgt". Es ist wichtig, dass Sie es nach einigen Schritten anhalten lassen.

Eine wirkliche Akzeptanz gegenüber der Reizsituation stellt sich nur dann ein, wenn das Pferd mit allen vier Beinen ruhig steht, keine Körperanspannung mehr zeigt, ruhig ausatmet und ein „mildes" Auge hat.

Übung 3: Reize und deren Akzeptanz in der Bewegung

Nachdem Ihr Pferd ruhig steht, wenn Sie es mit allerlei Reizsituationen konfrontieren, möchten Sie ihm nun vermitteln, dass es möglichst in ruhiger gleichmäßiger Gangart zunächst im Schritt und später im Trab gelassen und kontrollierbar bleiben soll, auch wenn es ungewohnte Berührungsreize oder Wahrnehmungen erfährt. Es entsteht für das Pferd dabei der Eindruck, als würde es von dem Reizobjekt „verfolgt" werden. Das kann anfänglich Tendenzen deutlichen Meide- oder Fluchtverhaltens auslösen. Durch angemessene Dosierung sollte sich aber bald wieder die Akzeptanz einstellen, die es im Stand schon entwickelt hat. Lassen

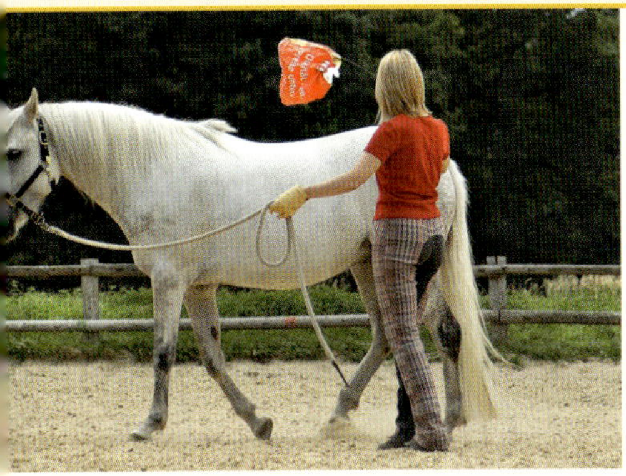

Weil das Objekt dabei im toten Winkel seines Gesichtsfeldes ist, muss man sehr vorsichtig sein.

Sie es möglichst die vorgegebene Linienführung und einen gleichmäßigen Takt beibehalten, während ein ungewohnter Gegenstand in seiner Nähe bewegt oder nachgeschleift wird.

Sie lernen

› Ihr Pferd systematisch mit ungewohnten und „verfolgenden" Reizen in der Bewegung vertraut zu machen und es dabei zu kontrollieren.

Ihr Pferd lernt

› sich auch in „Verfolgungs-Situationen" durch ungewohnte Reize von Ihnen leiten und kontrollieren zu lassen,

› solche Situationen systematisch zu akzeptieren und ruhig und gelassen zu bleiben,

› mehr Selbstvertrauen in solchen Situationen zu entwickeln.

So geht's

Sie arbeiten Ihr Pferd mit Knotenhalfter und Leitseil in der Ecke einer eingezäunten Reitbahn, besser noch in einem Longierrund oder einem Round-Pen. Anfänglich wird es bei dieser Übung unregelmäßig gehen, sich kurzfristig verspannen oder mit einem Satz ausweichen wollen. Auch kann es geschehen, dass es nach einem Gegenstand ausschlägt, obwohl es im Stand die Berührung mit den Hinterbeinen ruhig geduldet hat. Fahren Sie ruhig und freundlich mit den Übungen fort, bis Ihr Pferd die Berührung zum ersten Mal ohne Abwehr- oder Fluchtreaktion duldet. Kehren Sie immer wieder auf Ihren ursprünglichen Standort, auf die Grundlinie oder in die Komfortzone zurück. Lassen Sie es dort Pause machen und entspannen, bevor Sie

Ist das Pferd im Schritt gelassen …

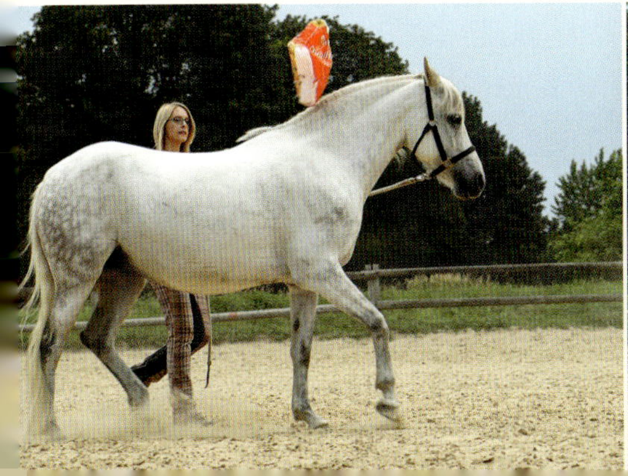

… üben Sie auch im Trab.

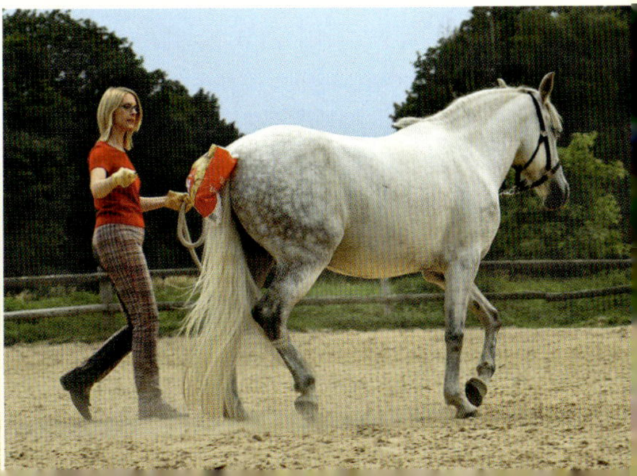

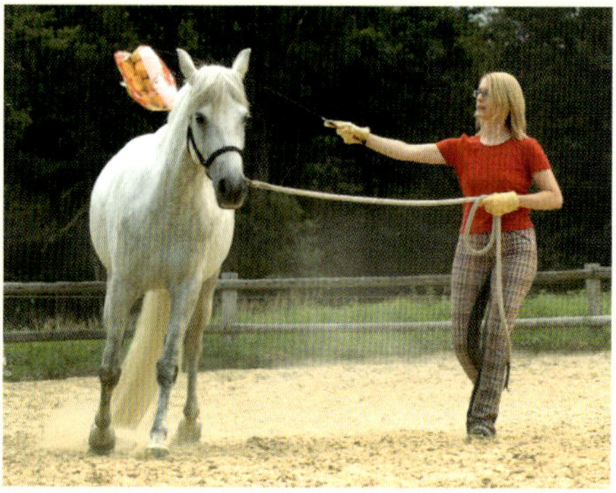

Vorsicht mit Reizen auf der Außenseite!

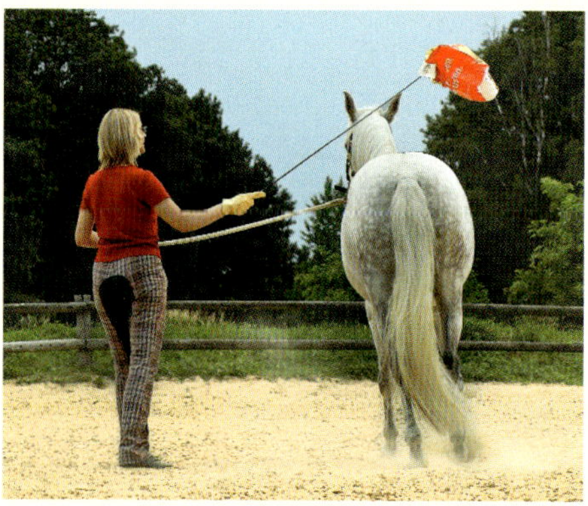

Sobald es den Reiz mit dem äußeren Auge wahrnimmt, kann es erschrecken und Sie umrennen.

erneut mit der Reizflutung durch entsprechende Berührungen beginnen.

Um aus sicherer Position Berührungsreize zu platzieren, sollten Sie einen etwa 150 Zentimeter langen, biegsamen Stab (Gerte) verwenden, an dessen Spitze ein etwa 20 Zentimeter langer Lappen oder ein Stück Plastikfolie in gleicher Größe angebracht ist. Beginnen Sie zunächst behutsam, damit Berührungsreize auszuüben, während Sie es mit Seilkontakt zum Halfter um sich herumgehen lassen (oberes Foto). Berühren Sie es an unterschiedlichen Stellen unvermittelt, bis es gelassen reagiert. Nun können die Bewegungen und Berührungen nach und nach etwas plötzlicher geschehen, bis das Pferd auch dabei gelassen bleibt.

Nutzen Sie Ihre Vorarbeit

Hat Ihr Pferd nach entsprechender Vorarbeit eine weiterentwickelte Grundgelassenheit in Bezug auf solche beweglichen Objekte entwickelt, so können Sie einen leichten Fremdkörper (Folie etc.) mit einem schnell lösbaren Knoten am Sattel befestigen und diesen Zugknoten mit einer Schnur verbinden. Zeigt Ihr Pferd erste Anzeichen von unkontrollierbarem Verhalten oder Panik, lösen Sie den Knoten sofort durch einen kurzen Ruck. Dadurch löst sich das Halteseil vom Sattel und das Objekt fällt zu Boden. Üben Sie diesen Vorgang zunächst ohne „Schreckobjekt", bis Sie sicher sind, dass Sie die Technik beherrschen. Nun können Sie diese Übung auch in der Bewegung mit einem circa ein mal einen Meter großen Stück Plastik ausführen. Sollte sich Ihr Pferd etwas verspannen, lassen Sie es anhalten, verharren und erneut wieder einige Runden gehen. Durch die Wiederholung mit den Ruhephasen wird es diese Situation dann von beiden Seiten auch sehr bald akzeptieren lernen.

Lassen Sie Ihr Pferd nach kurzen Reprisen in der Bewegung wieder ruhig stehen. Es soll gelassen verharren und die

>INFO

Achtung, Warnhinweis!

Die Übungen zur gezielten Modifikation des Schreck- und Fluchtverhaltens können bei Ihrem Pferd Reaktionen auslösen, die bis zu panikartigem Verhalten reichen können. Dies kann auch bei ansonsten sehr kooperativen, ruhigen und gelassenen Pferden der Fall sein. Bei Objekten, die das Pferd nachschleift, kann es sich verfolgt oder bedroht fühlen. Es ist deshalb äußerste Vorsicht geboten.

Versuchen Sie solche Übungen deshalb nicht allein, wenn Ihnen die Erfahrung fehlt. Ein erfahrener The Gentle Touch-Trainer kann Ihnen bei den ersten Übungen helfen, bis Sie mit Ihrem Pferd mehr Sicherheit gewonnen haben.

Berührungsreize entspannt akzeptieren. Damit haben Sie eine wichtige Grundlage in Bezug auf die systematische Reduzierung von Schreckreaktionen und Meideverhalten geschaffen. Wenden Sie diese Übungen während des gesamten Trainings immer wieder an und tun Sie das auch an unterschiedlichen Orten. Bedenken Sie auch: Alte Gewohnheiten ändern sich langsam. Achten Sie darauf, dass Ihr Pferd möglichst viele „Erfolgserlebnisse" in unterschiedlichen Situationen hat.

>ZUSAMMENFASSUNG

Desensibilisierung

Ausrüstung:	*Halfter/Knotenhalfter, Führseil*	
Zielsetzung:	*Meide- und Fluchtverhalten kontrollieren*	
	Selbstvertrauen des Pferdes fördern	
Weg:	> *Systematische Desensibilisierung*	*(Selbstvertrauen, Akzeptanz)*
	> *Gewöhnungsübungen*	*(Toleranz, Routine)*
	> *Problemmanagement*	*(zweckorientierte Rituale)*
	> *Geduldsübungen*	*(Gelassenheit)*
	> *Funktionsübungen*	*(Verladen, Tierarzt, Hufschmied)*

Nutzen Sie diese Übungsreihe, um Ruhe, Gelassenheit und Sicherheit in Stresssituationen zu festigen. Ihr Pferd entwickelt Selbstvertrauen und Gelassenheit und beginnt, bewusst und kontrolliert ungewohnte oder aufregende Situationen unter Ihrer Anleitung zu bewältigen.

Die Methode für zufriedene Pferde

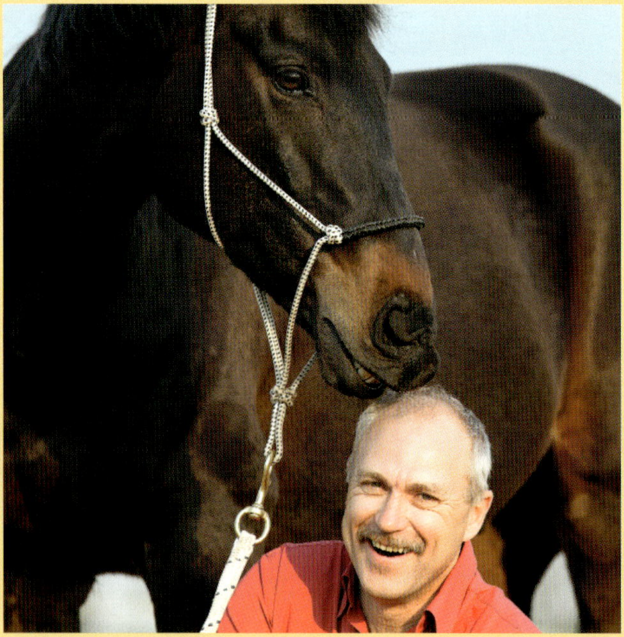

Die Gelassenheitsprüfung als Prüfstein

Die Übungen der The Gentle Touch-Bodenschule sind optimal, wenn Sie sich mit Ihrem Pferd auf die „Gelassenheitsprüfung“ (GHP) an der Hand und unter dem Reiter vorbereiten. Diese Prüfung wird von der FN angeboten. Es ist zweckmäßig, die Hindernisse der GHP in Ihr Übungsprogramm mit einzubauen. Sie können die GHP auch als Abschlusstest für Ihre The Gentle Touch-Bodenarbeit machen. Außerdem haben Sie mit Ihrem Pferd nun die besten Voraussetzungen, um sichere und kontrollierte Ausritte zu unternehmen.

The Gentle Touch und das deutsche Ausbildungssystem

Die The Gentle Touch-Methode orientiert sich an bekannten und bewährten Ausbildungsmethoden aus unterschiedlichen Ausbildungssystemen und verschiedenen reiterlichen Kulturkreisen. Das hat zur Folge, dass es beim Umgang, bei der Ausbildung und der Ausrüstungswahl in einigen Themenbereichen Abweichungen von den Ausbildungsrichtlinien der Deutschen Reiterlichen Vereinigung (FN) gibt. Die The Gentle Touch-Methode richtet sich in erster Linie an Freizeitreiter, während sich die FN hauptsächlich am Leistungssport orientiert. Die alternativen Formen des Umgangs und der Ausbildung, wie sie in den FN-unabhängigen Pferdebetrieben und Pferdekreisen in Deutschland seit Jahrzehnten gebräuchlich sind, wurden lange Zeit nicht wahrgenommen oder berücksichtigt. Nun hat auch in FN-Kreisen eine Wandlung eingesetzt und man beginnt, sich mit anderen Ausbildungsmethoden, Reitweisen und Ausrüstungsgegenständen zu befassen. Dies geschieht vor allem deshalb, weil die meisten Reiterinnen und Reiter keine leistungssportlichen Ambitionen haben. Sie suchen deshalb nach Ausbildungswegen, die besonders auf ihre Bedürfnisse abgestimmt sind. In dem Zuge müssen sicherlich bei den FN-üblichen Ausbildungstechniken und Ausrüstungsgegenständen einige neue Erkenntnisse berücksichtigt und vielleicht sogar ein paar „alte Zöpfe“ abgeschnitten werden.

Gut ausgebildet macht es mehr Spaß

Die The Gentle Touch-Methode kann im Rahmen ihrer Möglichkeiten besonders in der methodischen Aufarbeitung der Erziehungs- und Bodenschularbeit einen

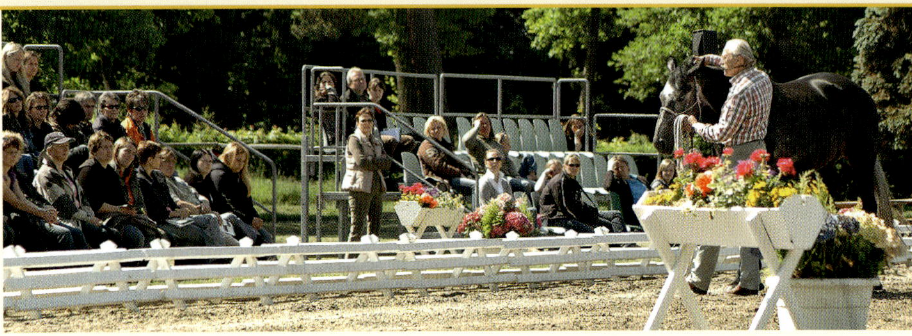

The Gentle Touch ist auch für die konventionelle deutsche Pferdeszene interessant. Eine Vorreiterrolle hat der Hannoveraner-Verband mit seinem Projekt „Hannoveraner erleben" übernommen.

Beitrag hierzu leisten, indem sie pferdegerechte und zweckmäßige Techniken und Methoden aus den verschiedensten bewährten Ausbildungskulturen bündelt und in praktischen Übungsmodulen zusammenfasst.

Einige Methoden von The Gentle Touch sind deshalb (noch) nicht deckungsgleich mit den Ausbildungsmethoden der Deutschen Reitlehre. So ist zum Beispiel die Leitseilarbeit mit dem Knotenhalfter nicht im offiziellen Fachbereich der FN berücksichtigt. Hier ist nur das Longieren vorgesehen, wie es im Longierabzeichenlehrgang gelehrt und geprüft wird. Auch das Führen am Halfter, obwohl allgegenwärtige gängige Praxis, wird offiziell nicht als sichere und korrekte Form des Führens angesehen. Stattdessen gilt das Führen mit Trense und kurz genommenen Zügeln als richtig.

Zum Halfter mit Anbinde(führ)strick gehört stets ein Panikhaken. Der wird in meiner Methode aber bewusst nicht verwendet, weil er sich in bestimmten Situationen ohne Zutun des Führenden selbsttätig öffnen kann, was riskant ist. Die Form des Auf- und Abtrensens, wie sie im offiziellen Regelwerk vermittelt wird, führt in der Praxis nicht selten zu Meideverhalten bei Pferden mit daraus entstehenden Gefahrensituationen.

Praktisch, einfach, bewährt

Die in der The Gentle Touch-Methode vermittelten Techniken haben dem gegenüber vielfältige Vorteile: Sie sind jahrelang auf Sicherheit und Einfachheit getestet worden; allerdings sind sie nicht von der FN als offizielle Methoden ausgewiesen.

Eine systematische Desensibilisierung mit den einzelnen aufeinander aufbauenden Übungsfolgen und ein methodisches „Anti-Schreck-Training" wird im offiziellen Fachbereich nicht thematisiert, dort wird nur die Gewöhnung empfohlen. In manchen offiziellen Regelwerken der FN werden beim Führen oder der Arbeit vom Boden aus Schuhe mit Sicherheitsstahlkappen vorgeschrieben oder zumindest empfohlen.

Solche Bestrebungen, Unfall- und Verletzungsrisiken durch Schutzkleidung zu minimieren, sind im Grundsatz richtig.

Doch Schutzkleidung kann nicht die optimale Erziehung von Mensch und Pferd ersetzen. Hier bietet die The Gentle Touch-Methode, wie in diesem Buch vorgestellt, Lösungen und neue Wege zum Wohle von Menschen und Pferden: praktisch vielfach bewährt und nützlich.

Das gilt für die Ausbildungsmethoden, aber auch für die Ausrüstung. Wenn Sie also die The Gentle Touch-Methode in der hier beschriebenen Weise anwenden, sollten Sie sich bewusst machen, dass nicht alle Techniken nach der derzeit (2009) offiziellen Lehrmeinung der FN schon als „fachlicher Standard“ eingestuft sind. Andererseits können sich FN-Trainer Kurse der The Gentle Touch-Methode unter Umständen als Weiterbildung anerkennen lassen. Entscheiden Sie bitte selbst, welche Techniken und Ausrüstungsgegenstände von The Gentle Touch Sie verwenden möchten, obwohl sie vom traditionellen deutschen Ausbildungssystem abweichen.

Ihr Pferd und Sie – endlich Partner

Dieses Übungshandbuch ist ein praktischer Leitfaden für eine vielseitige, methodische Bodenarbeit mit dem Pferd. Ich habe mich hier im Wesentlichen darauf beschränkt, die Übungen möglichst praxisnah zu erläutern.

Wenn Sie vertiefende Hintergrundinformation zu meiner Methode, der Verknüpfung von Bodenarbeit und reiterlicher Schulung sowie Erläuterungen und Gedanken zur Skala der Ausbildung der FN erhalten möchten, empfehle ich Ihnen dazu mein Hauptwerk „The Gentle Touch“. Zusätzlich ist das Video „Pferde mit guten Manieren“ (vgl. Zum Weiterlesen S. 135) gut geeignet für einen Einstieg in das Thema.

Die vier Bereiche meiner Bodenschule bieten Ihnen vielfältige und abwechslungsreiche Möglichkeiten, Ihre univer-

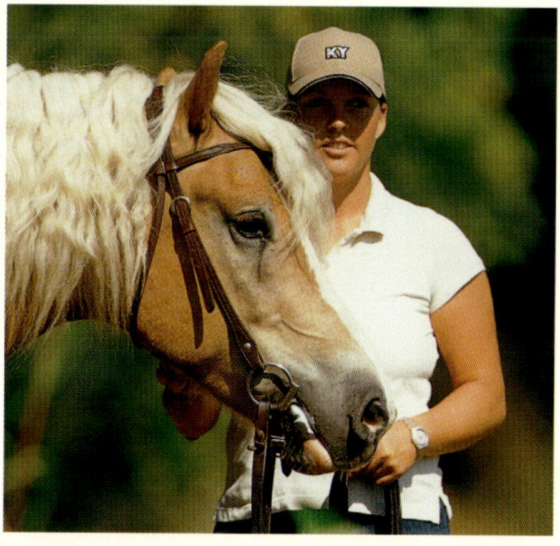

Mit The Gentle Touch vertiefen Sie die Partnerschaft mit Ihrem Pferd.

selle Horsemanship in Theorie und Praxis weiterzuentwickeln und mit Ihrem Pferd eine solide Basisschulung zu absolvieren. Dies ist bei jungen Pferden in der Grundausbildung besonders sinnvoll. Doch auch ältere Pferde, die sich „Unarten“

oder schlechte Manieren angewöhnt haben, lassen sich mit dieser Methode leicht schulen. Sie erreichen die besten Resultate, wenn Sie für einige Zeit täglich üben und das gesamte Training über ein paar Wochen ausdehnen. Es hat sich auch bewährt, jeweils vor dem Reiten circa 10 bis 15 Minuten einige Übungen mit dem Pferd zu machen. Das festigt das Verständnis, die Aufmerksamkeit und Konzentration, ohne es zu überfordern.

Das Training lockert und mobilisiert Reiter und Pferd gleichermaßen. Die Übungsreihen der Bodenschule sind so, wie sie hier erklärt wurden, keinesfalls Selbstzweck, sondern führen zur Harmonie in der Beziehung zwischen Mensch und Pferd. In diesem Sinne sollten Sie alle Techniken in die alltäglichen Umgangsformen nach und nach integrieren.

Die Übungen schaffen außerdem die Grundlage für eine zwangsfreie, gefühlvolle reiterliche Schulung Ihres Pferdes, da sie die Verständigung und das Hilfenverständnis fördern. Keine Übung muss

Auch im Sattel sollten Sie gefühlvoll einwirken!

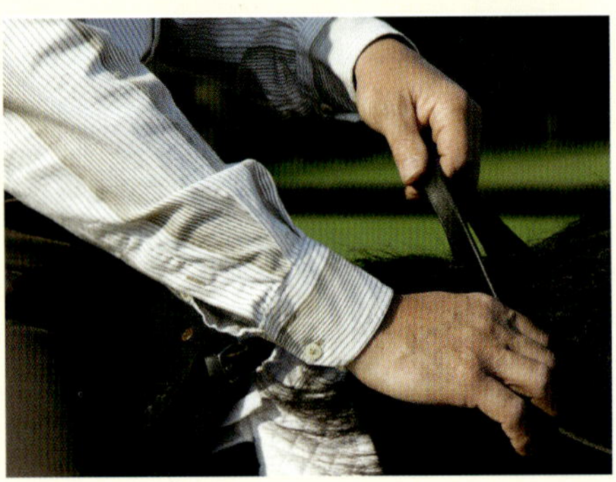

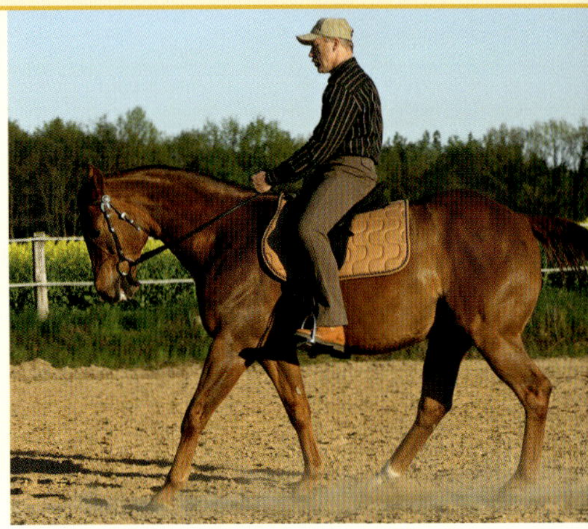

Die Übungen der Bodenschule sind eine solide Grundlage für die Arbeit unter dem Sattel.

zwingend mit perfekter Präzision umgesetzt werden oder gar in einem zeitlich festgesetzten Rahmen erreicht werden, um einen nützlichen Effekt zu erzielen. Je präziser Ihr Pferd jedoch unter Ihrer Anleitung arbeitet, desto verständlicher haben Sie sich mitgeteilt und ihm die Mitwirkung leicht und angenehm gemacht. Gelingen die Übungen mit größter Leichtigkeit und Selbstverständlichkeit, spricht das für Ihre gute Ausbildungsarbeit. Dies ist gleichzeitig Belohnung und Motivationshilfe, weil Pferd und Mensch in einer freiwilligen und erfüllenden Partnerschaft zusammenwirken. Mit der Bodenschule haben Sie sich eine ideale Basis geschaffen, um diese Beziehung vom Sattel aus weiterzupflegen. Lassen Sie Ihre Idee zur Idee Ihres Pferdes werden!

Schöne Aussichten: Reiten mit The Gentle Touch

Mit den Übungen der Bodenschule haben Sie und Ihr Pferd eine gute Verständigungsgrundlage. Ihr Pferd arbeitet motiviert und aufmerksam mit und ist nun bereit für die weitere reiterliche Schulung. Die kann in drei aufeinander aufbauenden Schritten erfolgen:

Reiten (Basis) Verständigung und Körperkontrolle, passive und aktive Kontaktpflege

- Verständigung, Flexibilität, Gelassenheit
- Gefühl, Rhythmus, Rahmen
- Körperkontrolle, Schulter/Hüfte
- Basiskontrolle in den Grundgangarten (Übergänge, Halt, Rückwärts)
- Seitwärts, Schenkelweichen, Übertreten lassen
- Problemmanagement, Bewältigung von Schrecksituationen
- Kommunikative Hilfengebung
- Basislektionen (Form und Haltung)
- Kontrolliertes Bewältigen von Stress- und Schrecksituationen
- Kontaktpflege, Hilfenverständnis, Gelassenheit
- In zweckmäßigen Übungsfolgen bekommen Sie die Grundlagen für vertrauensvolle und einfühlsame Kontaktpflege beim Reiten (Hilfengebung) und kontrolliertes Lenken, Leiten und Formen des Pferdes in den Grundgangarten.
- Taktgefühl, koordinierte Hilfengebung, präzise Linienführung

Reiten mit gebisslosen Zäumungen erweitert Ihren reiterlichen Horizont.

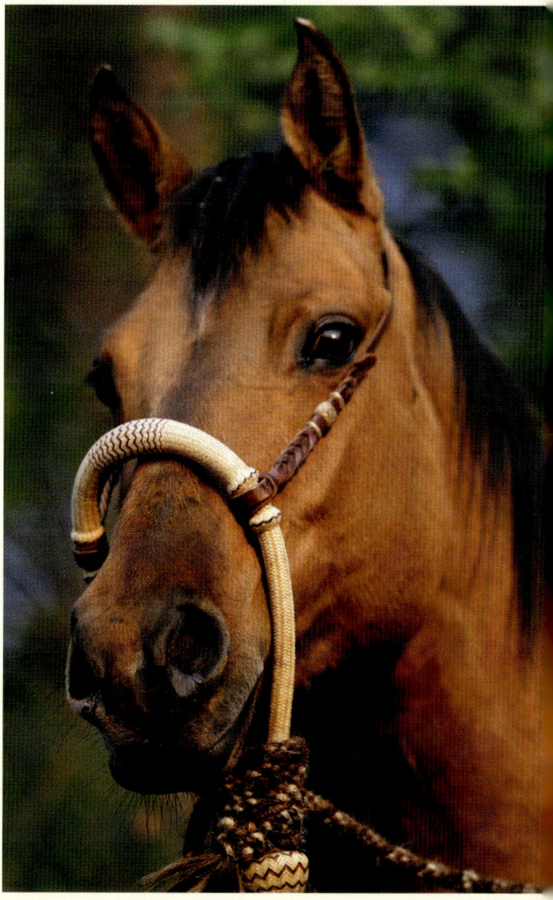

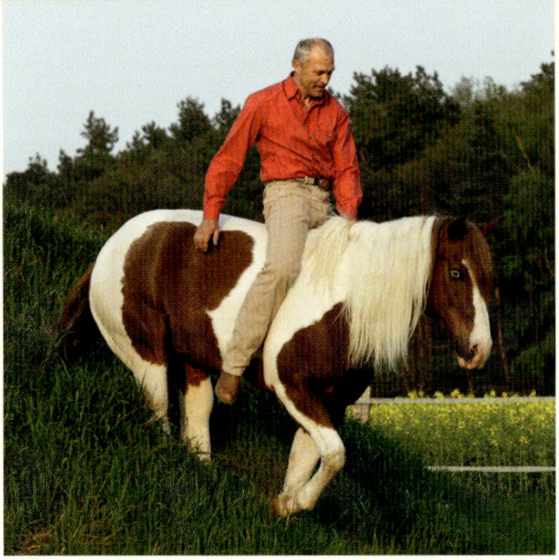

Gute Horsemanship ist vor allem Verständigung mit feinen Hilfen.

In Übungen mit gezielter Verwendung von Hilfsmedien wird Ihr Bewegungsverhalten und Ihre Haltung mit der des Pferdes in Übereinstimmung gebracht. Sie entwickeln eine zwanglose und natürliche Körperhaltung im Sattel und lernen kontrolliertes Bewältigen von Stress- und Schrecksituationen.

In sorgfältig gestalteten Übungsfolgen können Sie mit Ihrem Pferd sicher und systematisch Stresssituationen bewältigen. Dabei werden die Grundgelassenheit und das Selbstvertrauen sowie das gegenseitige Vertrauen gestärkt.

Reiten (Medium) Grundfertigkeiten zwangloser Gymnastizierung

- Körperschulung, Verbesserung von Schub- und Tragkräften
- Feinmotorik
- Koordination
- Balance und Leichtigkeit
- differenzierte Reittechnik
- aktivierendes Reiten
- Sitzeinwirkung
- Selbsthaltung
- Seitengänge
- Lektionen
- Systematische Gymnastizierung

Im Themenkreis Reiten II steht die systematische Gymnastizierung von Reiter und Pferd im Vordergrund. Dazu gehören auch Übungen und Lektionen, bei denen die Pferde lernen, sich zeitweilig in höherer Grundspannung versammelter zu bewegen. Ihr Sitz, Ihre Hilfengebung und Ihr Einfühlungsvermögen müssen dazu schon durch die Vorstufen genügend weit entwickelt sein. Zweck einer zwanglosen Gymnastizierung ist es, die Geschmeidigkeit des Pferdes zu verbessern. Die Übungen erleichtern es beiden, dieses Ziel zu erreichen.

Zwangloser Gymnastizierung folgt Leichtigkeit.

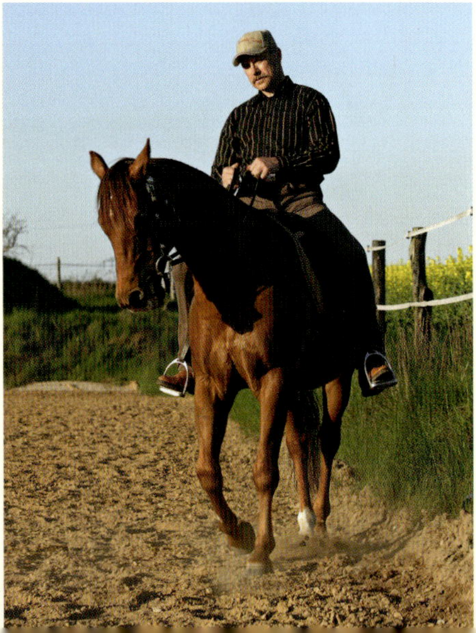

Reiten (Spezial) Entwicklung und Verfeinerung der Leichtigkeit

- Reiten gebisslos
- Reiten zäumungslos
- Reiten mit Stangenzäumung einhändig
- Spezialisierung in der Aufgabenstellung, Lektionen
- Reiten mit gebissloser Zäumung

In diesem Themenbereich lernen Sie eine Form von Horsemanship, bei der Sie und Ihr Pferd in perfekter Partnerschaft und Harmonie auf der Basis kommunikativer Hilfengebung miteinander umgehen. Dazu werden Inhalte vermittelt, die systematisch an das gebisslose oder kontrollierte zäumungslose Reiten heranführen. Zur Perfektionierung des kommunikativen Reitens in Selbsthaltung erwerben Sie umfangreiches theoretisches Wissen, Verständnis und die Fähigkeit, feinste und präzise Hilfen zu geben. Hier können Sie prüfen, ob es Ihnen gelingt, Ihre Idee kontrolliert zur Idee Ihres Pferdes werden zu lassen! Der Kurs kann eine Anregung und der Schlüssel für feineres Reiten in unterschiedlichen Reitweisen und Zäumungen sein.

Einhändiges Reiten und die korrekte Anwendung von Stangenzäumungen und der reitweisenspezifischen Zügelführung werden Ihnen in Theorie und Praxis in aufeinander abgestimmten Übungseinheiten vermittelt. Dies geschieht im Sinne von kultivierter Gebrauchsreiterei mit dem Ziel, funktionale Leichtigkeit und Ästhetik der Bewegung zu optimieren und zu erhalten. Die The Gentle Touch-Methode begleitet Sie auf dem Weg zu diesem Ziel.

Feines Reiten mit einer Stangenzäumung ist das Ergebnis guter Horsemanship.

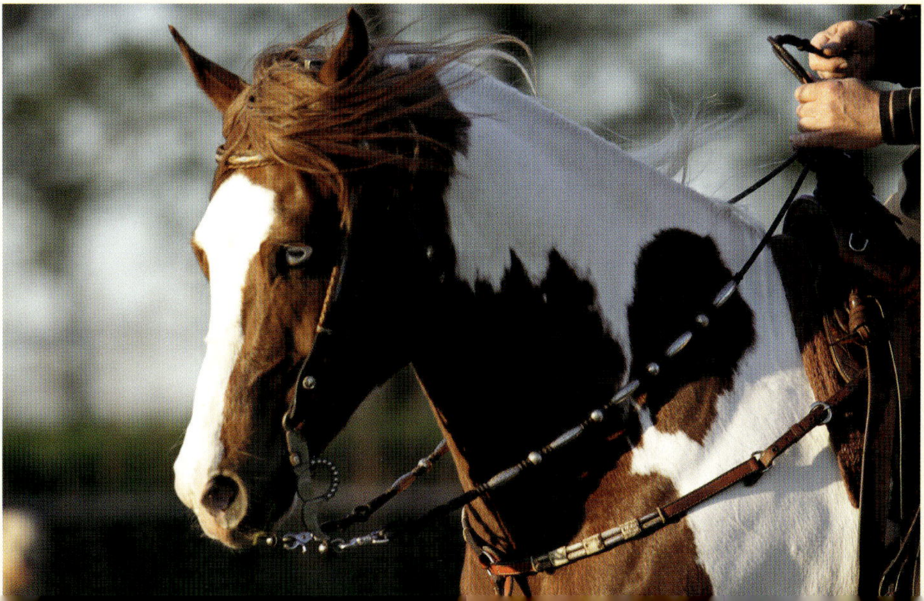

Service

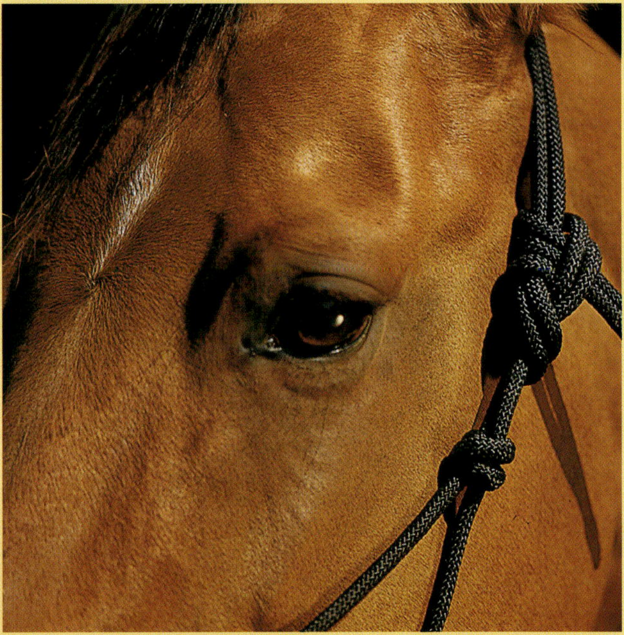

Zum Weiterlesen

Brannaman, Buck/Reynolds, William: **Buck Brannaman, Horseman aus Leidenschaft;** KOSMOS 2013
Der „wahre Pferdeflüsterer" aus den USA beschreibt in diesem Doppelband seine bewegende Lebensgeschichte und seine persönlichen Erlebnisse mit zwölf Pferd-Reiter-Paaren, die er bei seiner Arbeit als Trainer kennengelernt hat.

Kreinberg, Peter: **Der Freizeitreiterkurs;** Grundausbildung für entspanntes Reiten, KOSMOS 2011
Wem Spaß am Reiten und ein harmonischer Umgang mit dem Pferd wichtiger sind als Turniererfolge, der bekommt mit diesem Buch die Grundlagen für ein entspanntes und sicheres Reiten

Kreinberg, Peter: **Trainingsbuch Westernreiten;** KOSMOS 2012
Dieser Sammelband der drei Horsemanship Trainingsbücher enthält Peter Kreinbergs komplettes Ausbildungskonzept für Pferd und Reiter: Ausbildung des jungen Pferdes, Schulung des Reiters, Hilfengebung sowie grundlegende und fortgeschrittene Lektionen.

Kreinberg, Peter: **Grundausbildung für Western- und Freizeitpferde;** Horsemanship Training, KOSMOS 2001
Peter Kreinberg zeigt hier seine behutsame, konsequente und in logische Teilschritte gegliederte Ausbildungsmethode, die das Wesen und die Psyche des Pferdes berücksichtigt.

Kreinberg, Peter: **Grundkurs Westernreiten;** Horsemanship Training, KOSMOS 2002
Der erfahrene Westerntrainer beschreibt den Weg zu einem einfühlsamen Sitz, richtiger Hilfengebung sowie die Korrektur typischer Reiterfehler. Mit hilfreichen Tipps und Übungen für Ein- und Umsteiger.

Kreinberg, Peter: **Aufbaukurs Westernreiten;** Horsemanship Training, KOSMOS 2003
Manöver wie Rollbacks, Stops und Spins gehören zum Trainingsprogramm fortgeschrittener Western- und Freizeitreiter. Der Leser findet hier auch die notwendigen Vorübungen für diese Lektionen sowie Tipps und Übungen für das Reiten im Gelände.

Kreinberg, Peter: **The Gentle Touch;** Die Methode für anspruchsvolles Freizeitreiten, KOSMOS 2007
In diesem Hauptwerk stellt Peter Kreinberg seine persönliche Trainingsphilosophie vor, aus der er seine The Gentle Touch-Methode entwickelt hat. Freizeitreiter jeder Reitweise können so mit ihrem Pferd Schritt für Schritt zur Harmonie und gutem Reiten gelangen.

Rashid, Mark: **Der von den Pferden lernt;** Ein Horseman, der zum Schüler seines Pferdes wird, KOSMOS 2013
Humorvoll und einfühlsam erzählt Mark Rashid, wie er durch sein Ranchpferd Buck einen anderen Blickwinkel für den Umgang mit Mensch und Tier und dem eigenen Leben bekam.

DVDs von Peter Kreinberg

Grundausbildung für Western- und Freizeitpferde, KOSMOS 2007
Grundkurs Westernreiten, KOSMOS 2007
Aufbaukurs Westernreiten, KOSMOS 2003
Entspanntes Reiten auf zuverlässigen Pferden, pferdia tv 2005
Entspanntes Reiten auf zuverlässigen Pferden Teil 2, pferdia tv 2006
Pferde mit guten Manieren; Pferdeerziehung Schritt für Schritt, pferdia tv 2007
Verladetraining 1+2; Grundlagen und Problemlösungen, pferdia tv 2011

Nützliche Adressen

The Gentle Touch Horsemanship College
www.thegentletouch.de

Trainer vor Ort
Eine Liste aller The Gentle Touch-Trainer in Deutschland, Österreich, der Schweiz und Frankreich finden Sie im Internet auf www.thegentletouch.de.

So wird man Trainer
Sie möchten lizenzierter The Gentle Touch Trainer werden? Als Zugangsvoraussetzung für die Trainerlehrgänge benötigen Sie Pferdeerfahrung und die Bereitschaft, Ihre Fähigkeiten in der Pferdeausbildung und Unterrichtserteilung weiterzuentwickeln.
Mehr unter: www.thegentletouch.de.

Svea Kreinberg
Goting Cliff
Birkenweg 37
D-38559 Wagenhoff
www.goting-cliff.de

Deutsche Reiterliche Vereinigung (FN)
Freiherr-von-Langen-Str. 13
D-48231 Warendorf
www.fn-dokr.de

Bundesfachverband für Reiten und Fahren in Österreich (BFV)
Geiselbergstr. 26 – 35/Top 512
A-1110 Wien
www.fena.at

Schweizerischer Verband für Pferdesport (SVPS)
Papiermühlestr. 40 H
Postfach 726
CH-3000 Bern 22
www.svp-fsse.ch

Register

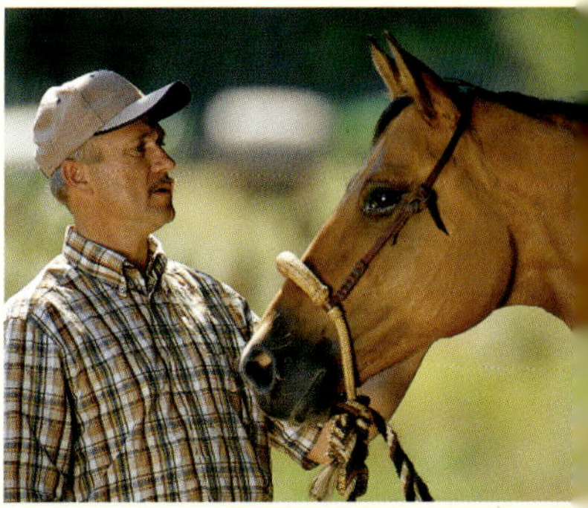

Bildnachweis

Mit 71 Farbfotos von Gabriele Boiselle, www.edition-boiselle.com. Weitere Farbfotos von Rika Schneider, www.horsesinmedia.de (56): S. 3 o., 4 o., 14, 21 re. u. li., 36 alle vier, 37 re. u. li., 46, 47, 49, 50 re. u. li., 53, 57, 63, 64, 66 re. u. li., 68, 70, 74 alle drei, 77 alle drei, 80 re. u. li., 86, 97 alle drei, 111, 112 re. u. li., 113, 115, 116, 117 re. u. li., 119, 120 re. u. li., 121 re. u. li., 122 re. u. li., 123 alle drei, 124 o. u. mi., 128; Edith Schreiber-Kreinberg (5): 28, 33, 35 re., mi., li.; Horst Streitferdt / KOSMOS (12): S. 1, 2 u., 4 mi., 7, 19, 58, 95, 101 re. u. li., 129, 134, 137.

Die Farbillustrationen erstellte Cornelia Koller, Dierkshausen

Impressum

Umschlag von eStudio Calamar unter Verwendung zweier Farbfotos von Gabriele Boiselle (Umschlagvorderseite, U1) und Horst Streitferdt / KOSMOS (Umschlagrückseite, U4).

Mit 144 Farbfotos und 10 Farbillustrationen.

Unser gesamtes lieferbares Programm und viele weitere Informationen zu unseren Büchern, Spielen, Experimentierkästen, DVDs, Autoren und Aktivitäten finden Sie unter **kosmos.de**

Alle Angaben und Methoden in diesem Buch sind sorgfältig erwogen und geprüft. Sorgfalt bei der Umsetzung ist indes doch geboten. Verlag und Autor übernehmen keinerlei Haftung für Personen-, Sach- oder Vermögensschäden, die im Zusammenhang mit der Anwendung und Umsetzung entstehen könnten.

Gedruckt auf chlorfrei gebleichtem Papier

ISBN 978-3-440-11388-2
Redaktion: Nadia Geldmacher
Produktion: Claudia Kupferer
Printed in The Czech Republic / Imprimé en République Tchèque

FSC
www.fsc.org
MIX
Papier aus verantwortungsvollen Quellen
FSC® C005833

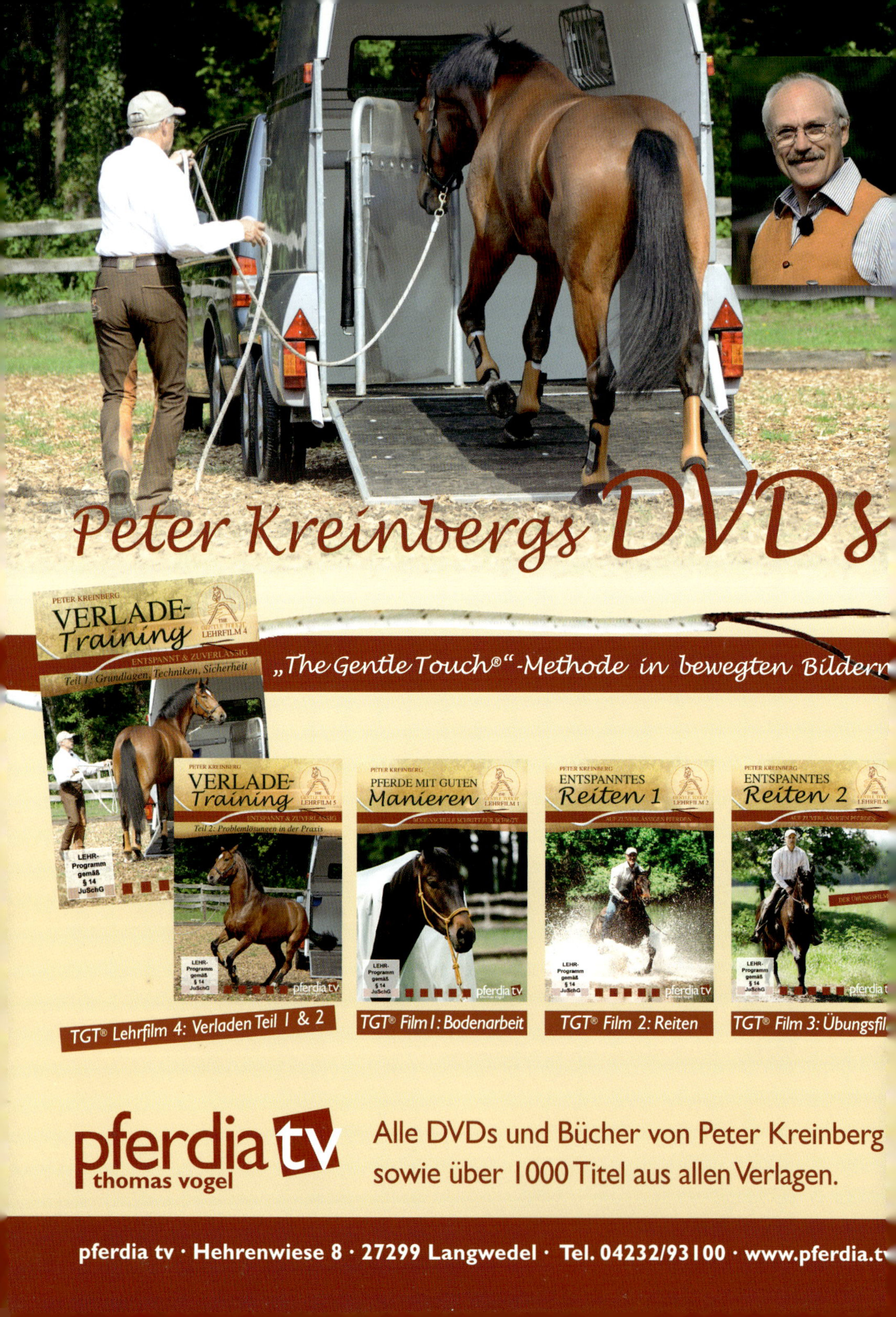
Peter Kreinbergs DVDs
„The Gentle Touch®"-Methode in bewegten Bildern
PETER KREINBERG
VERLADE-Training
ENTSPANNT & ZUVERLÄSSIG
Teil 1: Grundlagen, Techniken, Sicherheit
VERLADE-Training
Teil 2: Problemlösungen in der Praxis
PFERDE MIT GUTEN Manieren
ENTSPANNTES Reiten 1
ENTSPANNTES Reiten 2
LEHR-Programm gemäß § 14 JuSchG
pferdia tv
TGT® Lehrfilm 4: Verladen Teil 1 & 2
TGT® Film 1: Bodenarbeit
TGT® Film 2: Reiten
TGT® Film 3: Übungsfil
pferdia tv
thomas vogel
Alle DVDs und Bücher von Peter Kreinberg
sowie über 1000 Titel aus allen Verlagen.
pferdia tv · Hehrenwiese 8 · 27299 Langwedel · Tel. 04232/93100 · www.pferdia.tv